肿瘤生物特性与治疗策略

Biological Property & Treatment Strategy of Human Cancers

主编　张百红　岳红云

编委（以姓氏笔画为序）

马澜婧　王　凯　王剑锋　王海忠
孙延荣　杨文元　张百红　陈　龙
岳红云　周　莉　桂曼曼　翁　莉
郭　满

U0260949

人民卫生出版社

图书在版编目（CIP）数据

肿瘤生物特性与治疗策略/张百红，岳红云主编.
—北京：人民卫生出版社，2015
ISBN 978-7-117-20937-3

Ⅰ.①肿…　Ⅱ.①张…　②岳…　Ⅲ.①肿瘤学－生物学－研究②肿瘤－防治－研究　Ⅳ.①R73

中国版本图书馆 CIP 数据核字(2015)第 131351 号

人卫社官网　www. pmph. com	出版物查询，在线购书
人卫医学网　www. ipmph. com	医学考试辅导，医学数据库服务，医学教育资源，大众健康资讯

肿瘤生物特性与治疗策略

主　　编：张百红　　岳红云
出版发行：人民卫生出版社（中继线 010-59780011）
地　　址：北京市朝阳区潘家园南里 19 号
邮　　编：100021
E - mail：pmph @ pmph. com
购书热线：010-59787592　010-59787584　010-65264830
印　　刷：三河市尚艺印装有限公司
经　　销：新华书店
开　　本：710×1000　1/16　印张：12　插页：4
字　　数：228 千字
版　　次：2015 年 7 月第 1 版　2015 年 7 月第 1 版第 1 次印刷
标准书号：ISBN 978-7-117-20937-3/R · 20938
定　　价：30.00 元

打击盗版举报电话：010-59787491　E-mail：WQ @ pmph. com
（凡属印装质量问题请与本社市场营销中心联系退换）

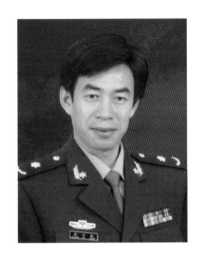

　　张百红，肿瘤学博士，兰州军区总医院副主任医师，兰州大学副教授，主要从事肿瘤内科临床和肿瘤起源的理论研究。甘肃省预防医学会肿瘤专业委员会副主任委员。与岳红云合著《揭开肿瘤发生与发展之谜》。

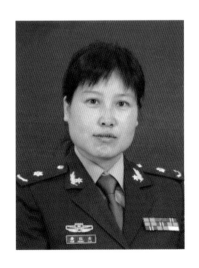

　　岳红云，眼科学博士，兰州军区总医院副主任医师，主要从事青光眼临床和免疫学研究。甘肃省医学会眼科专业委员会委员。主编《揭开肿瘤发生与发展之谜》。

　　经过十余年艰苦的临床工作之后，重新回顾最初的医师生涯，可以清晰地看到最初的惶惑、犹疑和反反复复自我追问：肿瘤是什么样子？肿瘤从哪里来？最终到哪里去？

　　因为职业生涯中贯穿始终的热情高，期待值更高，所以兢兢业业，恪尽职守。但是作为别人以性命相托的执业医师，不仅仅是有热情就能达到期许目的。冷静、思辨、规范的职业思路与纯良的赤子之心同样重要。

　　肿瘤，尤其是恶性肿瘤的诊断，往往能够激发人性中最悲悯的心怀和最凄凉的心境，肿瘤科的执业者反反复复面对生与死、积极与消极、绝望与希望，在绝不放弃这一大前提下，尤其需要条缕清晰的大脑，沉静活跃的思路。

　　幸运的是，临床医师不断探索伴随着医学不断发展，许多困惑慢慢消融和清澈。多年的思考和梳理形成的涓涓细流逐渐融合，终成明晰的思路，临床工作之余，细细嚼来，别有洞天。

　　肿瘤是什么样子？面对浩如烟海的肿瘤文献，我就像一个在海边嬉戏玩耍的小孩，捡起自己喜欢的贝壳或石头，做成一串串好看的项链。当我把这些项链放在一起，或许能看到肿瘤的样子。像孩子般童真提出肿瘤的一些问题，通过新的理念和研究尝试回答。这本书就是多年来我们收集宝藏的呈现，愿意和读者共享。也希望读者了解肿瘤的世界，截断一届一劫的绝望，这样，"何处惹尘埃"。

张百红　　岳红云

2014 年 1 月 23 日

目录

肿瘤基础篇

肿瘤生物篇

肿瘤社会篇

肿瘤基础篇

肿瘤作为一个独立的疾病，东西方医学对其认识有 2000 年的历史。本篇讨论肿瘤的起源、动力、结局、图像和未来，从肿瘤疾病本身描绘肿瘤的世界。认识肿瘤的发生和发展可能改变治疗肿瘤的策略。

第1章 肿瘤简史

第1节 中医对肿瘤的认识

中医对肿瘤起因的认识有 2000 年的历史。营卫不通、脏腑蓄毒、气血失常、气血亏损和血瘀等是肿瘤的重要起因。正气虚为肿瘤发病之源，病邪则乘正气虚而侵入，最终导致肿瘤的形成。

历史告诉我们，一个疾病的治愈首先要知道它的起因。我国中医治癌经过 2000 年的实践，形成了自己的理论，包括对病因、病机的理解，以及一系列内外治法。回顾中医对肿瘤起因认识的发展历史是非常重要的。

自有文字记载以来，即有肿瘤的叙述。殷墟出土的甲骨文中已有"瘤"字，然而是否就是现代意义的"肿瘤"或"癌"尚未得知。《周礼》一书中也有类似肿瘤的记载，如"肿疡"。

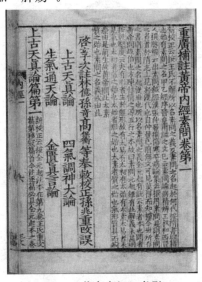

图 1 《黄帝内经》书影

3

我国现存最早的医籍《黄帝内经》约成书于战国时期，记载了不少肿瘤类疾病（图1）。《灵枢》认为肿瘤起因于"营卫不通"、"寒气客于肠外与卫气相搏"、"邪气居其间"。书中"喜怒不适……寒温不时……邪气胜之，积聚以留"和"四时八风之客于经络之中，为瘤病者也"的论述最早阐明了外因对肿瘤发生的影响。

《难经》旧题秦越人撰，成书于东汉以前。《难经·五十五难》归纳了肿瘤的形成："积者，阴气也；聚者，阳气也。故阴沉而伏，阳浮而动。气之所积，名曰积；气之所聚，名曰聚。故积者，五脏所生；聚者，六腑所成也。积者，阴气也，其始发有常处，其痛不离其部，上下有所终始，左右有所穷处；聚者，阳气也，其始发无根本，上下无所留止，其痛无常处，谓之聚。故以是别知积聚也。"

汉代医学家华佗（约145—208）对肿瘤的起因有独到的认识（图2）。华佗曾用"麻沸散"使患者麻醉后施行剖腹手术，是世界医学史上应用全身麻醉进行手术治疗的最早记载。又仿虎、鹿、熊、猿、鸟等禽兽的动态创作名为"五禽之戏"的体操，教导人们强身健体。所著医书《青囊书》已佚。《中藏经》（托名华佗）中指出"夫痈疽疮肿之所作也，皆五脏六腑蓄毒不流则生矣，非独因荣卫壅塞而发者也"。认为肿瘤的发病是由脏腑"蓄毒"所生，不单是营卫之气的壅塞所致。唐代《备急千金要方》中记载了诸多治疗肿瘤的方药，并且有许多虫类药物，如蜈蚣、僵蚕、全蝎等。这些破毒消癥药物的应用可能是肿瘤产生的"蓄毒"理论的应用。

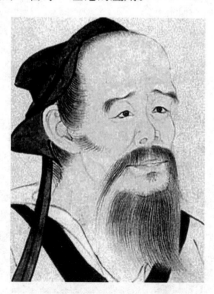

图2 汉代医学家华佗（约145—208）

《圣济总录》系官修中医方剂著作，是宋徽宗仿宋太宗诏编《太平圣惠方》之意的产物，较全面地反映了北宋时期医学发展的成就（图3）。书中记载"气血流行不失其常，则形体和平，无或余赘，及郁结壅塞，则乘虚投隙，瘤所以生"，即是指肿瘤的发生在于气血失常，郁结壅塞所致。

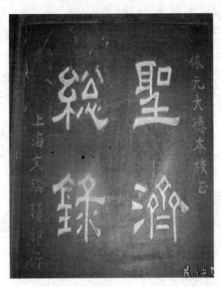

图3 上海文瑞楼印行版本的《圣济总录》封页

明代李中梓（1588—1655）深通《内经》，临床经验又极丰富，故于1637年撰《医宗必读》以益后学（图4）。书中载自制新方七首，如阴阳攻积丸等。对积聚证，首倡初、中、末三期分治的原则。《医宗必读·反胃噎膈》记载"反胃噎膈总是血液衰耗，胃脘干槁……大抵气血亏损，更因悲思忧患"。噎膈多属于食管癌，反胃则多属于胃癌。

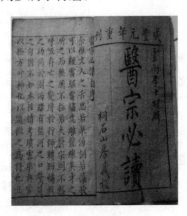

图4 《医宗必读》书影

5

清代著名医家王清任在其所著《医林改错》中提出腹腔内肿瘤与血瘀有关。血瘀病因对肿瘤的治疗有重要的指导意义。

概括中医对肿瘤起因的认识，无非是正、邪两方面关系的变化。肿瘤之所以生成，是因为正气不足，邪气踞之，"积之成也"。正气虚为肿瘤发病之源。《医学真传》指出"人自身无病也，凡有所病，皆自取之。或耗其精，或劳其神，或夺其气，种种皆致病之由"。病邪则乘正气虚而侵入。《医论三十篇》云："总由正气适逢亏欠，邪气方能干犯。"

中医对肿瘤起因的认识有 2000 年的历史。营卫不通、脏腑蓄毒、气血失常、气血亏损和血瘀等是肿瘤的重要起因（表1）。但其科学研究则始于 20 世纪 50 年代。

表 1　中医对肿瘤起因的认识

年代	书　　籍	作　　者	肿 瘤 起 因
春秋	《黄帝内经》	—	营卫不通
汉	《中藏经》	华佗（托名）	脏腑蓄毒
宋	《圣济总录》	赵佶，等	气血失常
明	《医宗必读》	李中梓	气血亏损
清	《医林改错》	王清任	血瘀

第 2 节　西方医学对肿瘤的认识

基因突变论、细胞周期理论、肿瘤干细胞假说、免疫逃避和肿瘤微环境涉及肿瘤发生发展的整个过程。

古希腊的 Hippocrates 提出血液、黏液和胆汁的分泌失调引起肿瘤，特别是在老年人。古罗马时代的 Galen 相信黑胆汁的聚集导致肿瘤发生。后来血液中有毒物质的积累也作为肿瘤的起因加入到 Galen 的体液理论（humoral theory）中，这个理论统治了整个中世纪。Paracelusus 第一个反对 Galen 的体液理论。认为血液中的硫盐和砷剂的沉积引起肿瘤，并首次论述了职业病与肿瘤的关系。

随着 1628 年 Harvey H 发现血液循环和 Bartholin T 1656 年有关淋巴的描述，又提出了血液和淋巴凝固和发酵作为肿瘤起因的概念。1775 年英国的 Pott P 发现长期清扫烟囱的男孩易患阴囊癌，而提出肿瘤的发生与环境因素有关。

第一部肿瘤学专著的作者是 Peyrilhe B，发表于 1776 年，他认为肿瘤的发生，类似于鸡蛋在合适的孵化条件下孵出小鸡的过程，一旦血液，淋巴或胆汁运行阻滞、发酵，肿瘤的形成就此发生（图 5）。

18 世纪末，人们考虑不同器官的肿瘤是否具有相同的病因？研究者提出肿瘤是一种自发疾病并有了肿瘤易感性的新观念。这个理论被广泛接受，因为它解释了许多肿瘤的发生并无明确的起因。不久，先天性和获得性两类易感性又补充入这个理论中。

Récamier 在他的研究中提出人体内播散的胚巢是肿瘤产生的根源。改变的气候、习惯、生活方式或获得性疾病可能激活胚巢，进一步发展为肿瘤。胚巢的概念是否就是现在所谓的肿瘤的起源细胞及其微环境，尚未得知（图 6）。局部刺激理论（local irritation theory）甚至被修道院中的宗教团体所接受。基于 Récamier 的观点，在近 100 年的法国学校中，人们仍坚信没有慢性刺激和炎症就没有肿瘤。

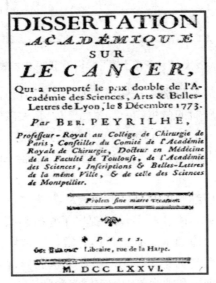

图 5　Peyrilhe B 发表于 1776 年的肿瘤播散理论首页

（来源于 Hajdu SI. Thoughts about the cause of cancer. Cancer，2006；106（8）：1645.）

1838 年是值得纪念的一年，这年 Schwann 在柏林建立了细胞学说，即人和动物组织都是由细胞组成。他的导师 Muller J 提出了肿瘤产生于胚基。根据 Muller 的观念，肿瘤胚基是一种无定形的颗粒状物质。它从血液中释放后通过"内部绽放"而形成。然后，细胞从胚芽中出现并聚集形成肿瘤。胚基理论（blastema theory）在其后的十余年被广泛接受。Cohnheim 对 Récamier 胚巢理论修改后于 1877 年重新提出。他认为血管丰富的部位常为胚细胞巢侵袭部位。尽管很难说服一部分人，胚巢理论（embryonic rest theory）仍然逐渐取代了胚基理论。

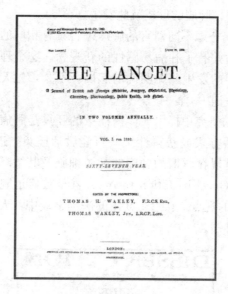

图6　Stephen Paget "种子与土壤"学说于1889年发表于《柳叶刀》

　　随着细菌学的发展，特别是一些引起感染的细菌和寄生虫等微生物的出现，研究者寻找引起肿瘤的微生物。19世纪初，有关微生物引起肿瘤的文章不胜枚举。感染理论（infection theory）也扩展到病毒。虽然有几个病毒能够引起实验动物肿瘤，但直至1964年才发现第一个病毒Epstein-Barr与人类肿瘤的发生有关。

　　当显微镜成为肿瘤细胞的常规实验室检查方法之后，染色体异常不可避免地引起了人们的注意。1914年Boveri提出了肿瘤起源于存在于染色体异常的单个细胞。他认为肿瘤细胞总有染色体异常，这种异常是细胞核分裂异常的结果。在显微镜下表现为染色体不对称、多极和异常分裂。这就是我们所说的癌症体细胞突变理论和肿瘤单细胞克隆起源学说。

　　1911年，德国人Ribbert M提出接触抑制理论。在内外刺激因素的作用下，细胞间黏附性下降引起细胞脱离和生长失控。Ewing J补充了这个概念，认为细胞生长的失控产生了无限增殖的最初的胚细胞。

　　至20世纪20年代，细胞和细胞学改变在肿瘤起因中的重要性日渐明确。肿瘤问题主要归结于肿瘤细胞核中染色体的变化及细胞核与细胞质之间正常联系的紊乱。这种现象在显微镜下表现为核-质比的紊乱。肿瘤周围淋巴细胞的出现或为机体的免疫保护或为淋巴细胞携带致癌物。

　　1931年，Ewing J发表了《癌的起因、诊断和治疗》的肿瘤学专著。在这部87页的论著中，有30页讨论肿瘤起因。他认为，如果肿瘤有多种类型，必定有多个病因。Ewing J 列举了几个已知的肿瘤起因，并添加了一些新因素，如染色体的异常、病毒、性激素过度分泌等。

白血病这个名称自从 1845 年出现以来一直被认为是肿瘤。这个观念在 1938 年发生了变化。Forkner CE 在《白血病和同类疾病》一书中描述："白血病广泛分布于世界，没有哪个种族或者人群能够免疫它，其生物学行为与肿瘤相似"，对于其潜在的病因，作者列举了未确定的感染因素、血液中某些重要物质的分泌异常及相关基因改变的遗传因素。

二战后，放射线致癌重新引起了人们的关注。放射线引起局部和全身损伤的报道包括：注射放射性核素诱导肝血管肉瘤；放射医师接触放射线诱发的白血病；放射线照射的骨易患骨肉瘤；胸腺放疗后患甲状腺癌。

1950 年的两篇文章明确了吸烟与肿瘤的关系，作者提出虽然他们发现吸烟与肺癌密切相关，但是在肺腺癌和 32% 的非吸烟女性患者中并不存在这种相关性。

20 世纪 50 年代后，人们对化学物质致癌的关注放在肿瘤细胞的细胞间和酶谱改变。随着化学和生物化学的发展，科学家们可以鉴定已知化学致癌物的化学组分。

表 2　肿瘤起源的重要理论

年　代	理　　论
129—200	盖伦的黑胆汁理论
1667	Peyrilhe 的孵化理论
1829	胚巢学说
1838	Muller 提出肿瘤产生于胚基
1889	Paget's 的 "种子与土壤" 学说
1900	基因突变理论
1959	肿瘤干细胞假说
1960	发现费城染色体
1961	细胞衰老概念
1970	免疫监视和细胞周期理论
1971	Knudson 的 "二次打击" 学说
1978	肿瘤微环境概念

在 1950 年前的几十年中，人们虽然注意到了肿瘤细胞中细胞核改变及染色体变化，但是对于染色体的细微变化观察仍缺乏有效技术。直至 1960 年，情况才开始出现契机。Nowell 及 Hungerford 首次在一例慢性粒细胞性白血病患者骨髓细胞中的核型中发现费城染色体（Ph）。13 年后明确了 Ph 染色体是

第 9 号染色体与第 22 号染色体易位而产生。这个发现促进了一个新学科的诞生——细胞遗传学。当然，染色体改变是肿瘤发生的"开关"或者仅仅一个表现尚未可知。人类对肿瘤起因的研究漫长而卓有成效。表 2 总结了肿瘤起源的重要理论。

第2章 肿瘤起源

第1节 肿瘤起源的几个问题

认识肿瘤起源可能改变治疗肿瘤的策略。本节分析肿瘤起源的几个问题：胚胎细胞或成熟细胞？体细胞或干细胞？单中心或多中心发生？突变或进化？遗传或环境？

对癌症究竟应寻找并消灭之，还是让其生存？消灭肿瘤实际上是加速癌抵抗和复发的出现？理解肿瘤起源的问题可能改变我们对肿瘤之战的策略。肿瘤来源于胚胎细胞或成熟细胞？体细胞或干细胞？单中心或多中心发生？突变或进化？遗传或环境？无疑，回答这些问题将有助于我们理解肿瘤发生并发展新的治疗策略。

一、胚胎细胞或成熟细胞？

早期 Cohnheim 认为肿瘤起源于胚胎时期残留的细胞，以后由于某种刺激导致细胞生长从而发生肿瘤。以后研究发现胚胎发生与肿瘤发生有相似性，包括侵袭行为、表观调节、基因表达、蛋白谱和其他主要生物行为。胚胎发育保持基因组稳定所必需的核磷蛋白（nucleophosmin）的失活与癌变有关。

胚胎细胞有较成熟细胞更易癌变的潜能。胚胎细胞除了有自我更新和分化能力，还有自身足够的生长信号、促血管生成和逃脱凋亡等特征，而这些正是癌症的标志。在一定的微环境和因素下，如化学物致突变、病毒感染、表观改变和分子损伤，都可能引起胚胎细胞转化为肿瘤细胞。人类早期胚胎发育时的基因组不稳定性是促进胚胎细胞肿瘤形成的重要因素。

多个研究显示，胚胎发生和肿瘤转化有相似的调节机制和信号通路。胚胎基因 cripto-1 可调节肿瘤细胞增殖、迁移、上皮间质转化（epitheilal-mes-enchymal transition，EMT）和刺激肿瘤血管生成。cripto-1 信号通路通过刺激干细胞样肿瘤起始细胞产生和增殖而促进肿瘤生长。Aurora A 在早期胚胎

11

发生中发挥关键作用，其正常表达可维持基因组稳定从而抑制胚胎细胞恶性转化。可以推测，肿瘤似乎更可能起源于胚胎细胞。

二、体细胞或干细胞？

人类癌症研究的困惑之一是肿瘤的细胞起源问题。新近研究发现，正常和肿瘤非干细胞能够自发地转变获得干细胞特征。人体内的多能干细胞和胚胎干细胞可能在分化过程中转化为肿瘤细胞。越来越多的证据显示，正常干细胞在异常的环境因素下可能扮作肿瘤起始细胞而促进肿瘤发生。正常干细胞和肿瘤干细胞（cancer stem cells，CSC）都具有相似的自我更新和分化机制。这些提示我们，非干细胞可以变为干细胞，正常干细胞可以变为 CSC，好细胞可以变为坏细胞。

肿瘤可能起源于正常干细胞或其相近的代系。Wang 等研究发现，一种表达 Nkx3-1 基因的上皮干细胞是前列腺癌的起源细胞。另一个研究则认为前列腺癌起源于干细胞样细胞，而非正常干细胞，前者并不需要 CD133 功能。$CD133^+$ 前列腺癌上皮细胞具有自我更新和分化功能。正常干细胞和 CSC 有许多共同点，如自我更新、多潜能和共同的表面标志物（CD133）。CD133 标志的结肠干细胞具有恶性转化易感性。Barker 等发现腺干细胞是结肠癌的起源细胞。

CSC 假说预测肿瘤中有一小部分具有干细胞特征的肿瘤细胞，这部分细胞启动和维持肿瘤生长，并与肿瘤转移有关。CSC 有自我更新和形成肿瘤的潜能，其机制是干细胞不对称分裂失去极性和自我更新能力的失调节。具有干细胞表型的特征可能成为 CSC 的标志，不同的 CSC 有其特征性的标志物，如 CD44 和 CD133。CSC 的存在使人们对肿瘤起源的认识焕然一新。

也有研究认为肿瘤来源于一个简单的转化体细胞，因为所有的实体瘤都是一个相同的染色体异常。新近研究发现，结肠上皮细胞和巨噬细胞的融合可能改变细胞核型，从而促进细胞的恶性转化。

三、单中心或多中心？

大多数人类肿瘤起源于一个单独细胞遗传和表观变化的累积。一旦最初的变化发生，肿瘤启动并经过一系列累积变化最终发展为侵袭性表型。新的研究结果证实人类肿瘤的单中心起源，证据之一是看作增生的癌前损伤是单克隆的。大部分胃癌的不同区域都有相同的等位基因失活，支持单克隆起源。所有实体瘤细胞都具有一个相同的染色体异常也支持肿瘤的单中心发生。

也有学者支持肿瘤的多中心发生。按照达尔文自然选择理论，肿瘤启动后便克隆进化，经过两次或多次累积变化后形成亚克隆。这种进化过程产生新的或多克隆，导致肿瘤治疗的失败。Thiery 等认为 EMT 使细胞获得向远处器官迁移和保持干细胞特征的能力，并分化为多细胞类型。

或许肿瘤的进化就是克隆进化和随机突变的交替更迭。肿瘤的克隆进化有四种途径：①肿瘤发生发展的整个过程都是单克隆，表现为单一核型；②初始为单克隆，继之累积突变导致克隆分散（clonal divergence）形成多克隆；③肿瘤起源于多克隆，在选择过程中因克隆会聚（clonal convergence）最终为单克隆；④肿瘤起源于多克隆。

四、突变或进化？

肿瘤可看作是机体内部紊乱的结果，达尔文的进化论"不能预见未来，也不能计划它"，而是按照突变选择多阶段细胞转化的过程。在一定环境条件下，以突变为动力，经过多不同突变的自然选择，体细胞不断进化最后转化为肿瘤细胞。体细胞遗传改变的复合进化（co-evolution）是肿瘤形成的重要方式。

在随机突变驱动下的选择进化过程中，突变的作用举足轻重。癌基因激活后诱导随机的非整倍体，并融入基因组。基因组的不稳定作为驱动肿瘤形成的原动力，诱导细胞遗传和表观变化。这种遗传和表观变化的累积形成了肿瘤细胞。不同核型构成的基因组解释了癌症的不同标志。

并不是所有的突变都能形成肿瘤。经过达尔文选择的突变不断累积才可能形成肿瘤。Rubin 认为只有起始细胞通过选择增殖和克隆进化才转化为恶性细胞。

五、遗传或环境？

遗传在肿瘤的发病中具有重要作用，但也观察到携带同样遗传信息的个体只有部分发病，提示肿瘤的发病机制中，环境因素的暴露同样具有重要作用。也就是说，肿瘤是机体内因（遗传）和外因（环境）交互作用的结果。遗传和环境之间的交互作用是指某些基因的功能突变需要在特定的环境下才表达，即生物学上的相关，可能由于功能突变影响的代谢通路同时依赖于环境提供的底物或传递环境信号转移因子与多态性导致功能的不同。

遗传所致的基因组不稳定可能是肿瘤发生的基础，而环境最终决定肿瘤是否发生。Raof 等研究提示，胚胎微环境可降低癌细胞侵袭性。干细胞巢对细胞决定（cell decision）有重要影响。干细胞是分化还是继续保持干细胞状态依赖于干细胞巢的微环境。无论正常体细胞或 CSC 都有存在的微环境。这个微环境对控制细胞静止、增殖和生存有主要作用。

在一些肿瘤中，癌基因变化诱导炎症微环境，这种炎症微环境进一步促进肿瘤发生。越来越多的证据显示，炎症微环境有促肿瘤发生作用。肿瘤发生后形成局部的肿瘤微环境，这个微环境决定肿瘤克隆的增殖。另外，肿瘤细胞及其表型对微环境的适应也决定了特定表型的存在。

总之，肿瘤起源的许多问题尚无定论。更多的研究似乎倾向于肿瘤起源于胚胎细胞、干细胞和单中心发生，在遗传所致的基因组不稳定基础上突变而来。对肿瘤起源的认识有助于人类最终攻克癌症。

第 2 节　局部或全身?

经典的肿瘤起源理论认为肿瘤起源于局部。越来越多的证据显示，肿瘤起源于全身而非局部。我们推测：肿瘤起源于肿瘤起始细胞的随机漫游；在合适的微环境中，肿瘤起始细胞停滞并复制；肿瘤细胞刺激形成肿瘤微环境；转移只是肿瘤起始细胞在多个适宜微环境中的生长。

传统观念认为，局部组织器官的细胞在各种内外因素，如化学致癌物、放射线等作用下，遗传特性改变，细胞经历过度增生（hyperplasia）、不典型增生（dysplasia）、原位癌（in situ cancer），缓慢发展为侵袭性癌（invasive cancer）。经典的体细胞突变理论、上皮间质转化和肿瘤干细胞理论更强调肿瘤起源于局部。然而，越来越多的证据支持肿瘤起源于全身，而非局部。

一、肿瘤起源于肿瘤起始细胞的随机漫游

在遗传所致的基因组不稳定基础上，胚胎干细胞发生基因突变。突变细胞在机体随机漫游，可能有四种结局：突变基因修复逆转为正常细胞；被机体免疫系统识别后清除；保持稳定状态（或不分裂）；累积突变形成肿瘤起始细胞。越来越多的证据显示，人体内的多能干细胞和胚胎干细胞可能在分化过程中转化为肿瘤细胞；正常干细胞在异常的环境因素下可能扮作肿瘤起始细胞而促进肿瘤发生。胚胎时的每个细胞包含同样的遗传信息，但某些细胞可分化为心肌细胞，另一些细胞分化为脑细胞，说明了环境因素对细胞分化的影响。这类机制不过是被肿瘤细胞所利用了。

肿瘤起始细胞（cells of origin）的研究是探索肿瘤发生的起始阶段和理解肿瘤生物学的关键。通过研究肿瘤起始细胞，可能找出机体中"披着羊皮的狼"。然而，肿瘤起始细胞的概念本身也较模糊。在文献中，类似的概念有肿瘤前期细胞（progenitor cells）、祖细胞（progenitor cells）、癌前干细胞（pre-cancerous stem cells）、肿瘤干细胞（cancer stem cells，CSCs）和肿瘤启动细胞（tumor initiating cells）等，它们是同一肿瘤起始细胞或者起始细胞

的不同阶段？我们目前很难区分上述肿瘤起始细胞的差异，或者也许就是同一细胞的不同阶段。我们推测，胚胎干细胞发生突变形成了肿瘤前期细胞。累积突变的肿瘤前期细胞自我更新分裂后分化为祖细胞并构成了肿瘤。进一步分化的祖细胞拥有自我更新能力就成为了 CSCs。这个模型与大多数肿瘤的克隆起源相容。肿瘤起始细胞可能存在于外周血、淋巴结或骨髓中，因此肿瘤的起源可能是全身而非局部。

二、在合适的微环境中，肿瘤起始细胞停滞并复制

干细胞巢对细胞决定（cell decision）有重要影响。干细胞是分化还是继续保持干细胞状态依赖于干细胞巢的微环境。无论正常体细胞或 CSC 都有存在的微环境。这个微环境对控制细胞静止、增殖和生存有主要作用。越来越多的研究表明，作为与肿瘤密不可分的局部微环境对肿瘤进展起着不容忽视的重要作用。微环境与肿瘤细胞之间是密不可分的功能整体。肿瘤的发生发展并非由上皮细胞或微环境单方面决定，而由二者相互作用所构成的肿瘤-宿主界面微环境的平衡状态所决定。彼此共生共栖，从而实现恶性转化、生长和转移。

微环境构成了肿瘤起始细胞赖以生长的支架和屏障。例如，微环境中的某些角落（niche）会为某些肿瘤细胞亚群提供一个庇护所，从而使这些细胞亚群对治疗产生天然的抵抗。微环境也直接参与了肿瘤发生阶段。炎症的微环境有促肿瘤作用，有助于细胞的增殖和生存，促血管生成与转移，干预免疫反应，改变对激素和化疗的效应。另外，微环境可控制肿瘤细胞的进展，使之处于休眠状态，而改变的微环境又可使肿瘤细胞再度活化。

三、肿瘤细胞促进肿瘤微环境的形成

肿瘤的微环境可理解为肿瘤细胞所处的外部环境。当肿瘤进展到一定程度，实体瘤组织会产生缺氧区域。肿瘤细胞会采用两个方法来适应缺氧环境：一是重新建立一套细胞内葡萄糖/能量代谢的方案；二是刺激血管生成来增加氧气的供应。肿瘤细胞自己可诱导一个许可的环境（a permissive niche），除了诱导间质巨噬细胞和成纤维细胞的蛋白水解酶、刺激血管生成外，甚至可能提供一个选择性压力，促使间质细胞突变。肿瘤血管生成又可能为肿瘤细胞转移提供一条捷径。已证明微环境可影响癌细胞的转移潜能和转移靶向。

肿瘤微环境由许多影响血管生成的信号分子和通路构成，理解这些血管生成刺激或抑制因子可以发展新的治疗策略。微环境在肿瘤细胞"入住"前和后是不同的，前者为肿瘤细胞提供免疫保护，使肿瘤细胞逃脱免疫攻击；后者主要是有新生血管形成。

四、转移只是肿瘤起始细胞在多个适宜微环境中的生长

转移潜能的获得是肿瘤进展过程中的早期事件，这一发现与原有的有关转移潜能是进展后期克隆选择而逐渐获得的经典理论不一致。这一发现间接证明了肿瘤起源于全身，转移只是肿瘤起始细胞在多个适宜微环境中的生长。近年来，由于相关检测循环肿瘤细胞（circulating tumor cell，CTC）技术的发展，逐渐认识到 CTC 的重要意义。目前尚不清楚这些稳定不变的细胞是转移还是肿瘤起始细胞。CTC 的检测基于上皮细黏附分子和角蛋白等上皮标志物。然而，在一定类型肿瘤中，随着肿瘤的播散，这些上皮标志物因为下调从而影响 CTC 的检测。我们推测，肿瘤起始细胞和循环肿瘤细胞只是肿瘤发生发展过程中不同阶段的细胞。如果有差异，可能是后者具有转移特性。

我们推测，在遗传所致基因组不稳定基础上，胚胎干细胞累积突变形成肿瘤起始细胞。这些肿瘤起始细胞在人体的外周血、淋巴结或骨髓中随机漫游，当遇到合适的微环境后，这些肿瘤起始细胞停滞并逃脱免疫攻击，逐渐形成肿瘤。肿瘤体刺激肿瘤微环境形成，后者为肿瘤提供足够的营养并促进转移。或许，转移只是肿瘤起始细胞在多个适宜微环境中的生长。

如果肿瘤起源于全身的假说是正确的，那它就可能改变我们目前肿瘤防治的策略。我们既可以通过检测肿瘤起始细胞早期发现肿瘤，也可以通过调变肿瘤起始细胞预防肿瘤的发生。

第3节　单细胞或多细胞？

人类癌症研究的困惑之一是肿瘤的细胞起源问题。单细胞之间相互影响是肿瘤多细胞起源的基础。多细胞亚群形成了肿瘤异质性并通过多细胞之间"相互对话"形成独立的肿瘤组织或器官。细胞纠缠可能是肿瘤多细胞起源的内在机制之一。

人类癌症研究的困惑之一是肿瘤的细胞起源问题。传统的细胞理论认为肿瘤起源于一个单细胞遗传和表观遗传变化的累积。一旦最初的变化发生，肿瘤启动并经过一系列累积变化最终发展为侵袭性表型。然而，更多的研究似乎倾向于肿瘤起源于多细胞。多细胞即一组细胞，这些细胞相互影响加速细胞转化并最终形成肿瘤。本文理论探讨肿瘤的多细胞起源，为人类最终攻克癌症提供新的治疗策略。

一、肿瘤起源于多细胞

一个细胞的特性和行为可能影响到另一细胞。一个正常细胞在转化为肿

瘤细胞的过程中，这个细胞可能引起其他细胞也转化为肿瘤细胞。

（一）单细胞之间相互影响

研究发现，细胞之间通过多种方式发生影响。著名的"接触抑制"现象在 1954 年被发现，成为正常细胞与恶性细胞的重要行为区别，也是细胞之间相互影响的最直接证据。旁观者效应（bystander effect）指未接受刺激的周围邻近细胞发生接受刺激细胞同样的变化。这个现象首先在自杀基因治疗中发现。在转导了自杀基因的肿瘤细胞死亡后，还可引周围邻近的肿瘤细胞的死亡。旁观者细胞可能是邻近细胞，也可能是远处器官。新近提出的"细胞挤出"（cell extrusion）概念更是细胞间相互影响的结果。如果一个上皮细胞层要保持其结构并为机体提供一个屏障，它就需要在正在分裂的细胞数量与正在死亡的细胞数量之间维持平衡。Jod 及其同事研究了上皮细胞单层，发现上皮在高度拥挤的区域会将活细胞而不是正在死亡的细胞挤出去，而被挤出去的细胞会因为存活因子的失活而死亡。因此，"细胞挤出"可能用来消除过剩的细胞而抑制肿瘤生长。但在肿瘤细胞中，"挤出"的细胞也可能会促进肿瘤细胞转移。活细胞挤出可限制细胞密度和控制上皮细胞数量。

（二）细胞间相互影响的机制

接触抑制在调节细胞增殖和细胞稳态方面发挥重要作用。转录因子 FOXM1 通过下调细胞周期素 A 和 Polo 样激酶来调控接触抑制。研究发现，接触抑制是机体内相互作用和限制的结果，而非单独的表面接触。细胞内信号通路联系着细胞之间的活动。细胞间黏附分子和细胞内信号通路也可调节接触抑制。邻近细胞接受到死亡细胞的信号，如释放入细胞外微环境的可溶性因子或通过缝隙连接（gap junction）进行细胞间信息传递的调节因子，间接诱导旁观者效应。连接蛋白 43 和凋亡蛋白 Bax 相互作用通过缝隙连接通路调节肿瘤细胞凋亡。

全身的因素，如炎症、免疫和代谢均能影响细胞之间的相互作用。新近发现，小 GTP 酶 Rab11 可以控制一组细胞的 Rac 水平，导致黏附的多细胞移动结构中单细胞的有序组织。

二、多细胞并非单细胞自我复制而来，因此有异质性

（一）肿瘤中存在遗传和表观遗传不同的多细胞

越来越多的证据显示，同一细胞内可能有不同基因组改变的细胞存在。肿瘤异质性来源于细胞遗传和表观遗传的差异。如果肿瘤来源于单细胞，那么形成的细胞亚群（subpopulation）可能是遗传和表观遗传相同的单克隆，其后裔细胞不会出现明显的异质性。

与肿瘤异质性在肿瘤生长到一定时间后才出现的理论相反，另一学说认

为肿瘤的异质性在肿瘤刚形成时即已发生,即肿瘤干细胞学说(cancer stem cell,CSCs)。肿瘤中亚克隆(subclones)的维持可能来源于不同 CSCs(即 CSCs 的异质性)的自我更新和复制。肿瘤内细胞异质性是克隆选择的基础,也是形成亚细胞群的源泉。

(二) 肿瘤内有不同表型的细胞亚群

肿瘤内部出现具有不同表型的亚群,有的亚群有较快的生长速度,有的具有更强的侵袭性,有的具有更高的转移潜力,有的具有更好的免疫原性以逃避人体的免疫抑制。这些不同的生物学特性可能是突变累积所获得,也可能是肿瘤多细胞起源的结果。证据显示,肿瘤异质性是肿瘤治疗失败的关键。Sottoriva 等发现脑胶质瘤中存在多细胞系。在同一瘤体内,可以见到不同的细胞亚群。在肿瘤早期的亚群细胞中有 EGFR 和 CDKN2A/B/p14ARF 拷贝数异常,而当肿瘤进展的后期则有 PDGFRA 和 PTEN 的突变。

三、多细胞之间"相互对话",形成独立的组织或器官

在单细胞水平,细胞与细胞之间的粘连和交流由细胞间多种复杂的连接来调节,包括桥粒、缝隙连接等。这使不同的单细胞具有共同或相似的生物学特性和行为。研究发现,一组细胞移动通过细胞接触显示相同的细胞行为并依赖相同的信号传导通路,就像单个细胞一样。这种接触依赖于 E-钙黏素、Wnt-PCP 通路和 Rac1。

肿瘤已不单是突变的癌细胞,更像一个多种细胞类型和成分组成的新器官,与其所处的微环境构成了一个复杂的社会。在肿瘤社会里,肿瘤细胞与其周围"正常"细胞保持着相互斗争、相互利用、相互改造的关系。人们正尝试理解肿瘤细胞与其微环境间相互作用的"语言密码",最终阻断其相互作用的"对话"。多细胞之间的相互对话,使肿瘤成为一个具有遗传、代谢、繁殖、进化和意识特征的生命整体。或许还具有感知、认知、学习、情感等自由意志。

四、肿瘤转移可能是不同部位细胞影响的结果

(一) 转移的克隆起源

不同部位的转移瘤起源于不同单个细胞的增殖。最近研究发现,宿主遗传背景可能影响转移潜能,也即宿主本身的遗传特质(host "climate")是转移发生的重要决定因素。在多细胞克隆肿瘤中,具有转移潜能的细胞克隆与局部器官微环境相互作用,决定了转移靶向性选择和转移瘤生长。另外,肿瘤中不同的细胞亚群总是可以不断变异,建立在特定环境中生存的能力,或转移到其他的器官获得更多生存空间。新近研究发现,连接蛋白 43 和 26 可

调节肿瘤细胞的转移。

(二) 不同部位细胞相互影响导致肿瘤转移

我们推测,肿瘤遗传特质中包含有两个或多个相互纠缠的细胞,即一个细胞状态变化,生物系统中有相同来源或遗传特质的另一细胞即刻发生相应的状态变化。这与经典的肿瘤转移克隆选择理论不同。当一个组织或器官的局部细胞发生癌变时,其他部位的细胞也同时转化为癌细胞并失控复制,形成"转移瘤"。

Tamulis 发现了由两个原细胞 (protocell) 组成的系统中量子纠缠 (quantum entanglement) 现象。一个原细胞发生量子纠缠光合转换时,邻近的细胞也出现光合转换。有丝分裂异常引起的基因组不稳定是肿瘤发生的主要原因而非结果。Hameroff 认为正常镜像样的有丝分裂通过由微管为基础的中心粒和有丝分裂纺锤体中的量子纠缠和量子黏附来组织。量子黏附和(或)量子纠缠损伤可能引起染色体分配异常、异常分化和失控复制。这最终形成肿瘤。多细胞中量子纠缠现象的存在提示可能有细胞纠缠 (cell entanglement)。如果真是这样,将彻底颠覆传统的转移理论。

单细胞的高度相关性是维持单细胞存在的必要条件。虽然单细胞测序方法可以为肿瘤进化机制研究提供新的方法,但并不能真正揭开肿瘤起源之谜,因为肿瘤起源于多细胞。细胞之间通过"细胞挤出"等方式相互影响,相互影响的结果是一组细胞可能同时转移为癌细胞,形成多细胞亚群构成的异质性肿瘤,并通过多细胞之间的"相互对话"形成独立的组织或器官。我们推测,肿瘤遗传特质中包含有两个或多个相互纠缠的细胞,细胞纠缠可能是肿瘤转移的根源,也间接提示肿瘤的多细胞起源。

第 4 节 缺氧与肿瘤发生

在高海拔地区的缺氧与肿瘤的发生和发展密切相关。缺氧通过多种机制促进肿瘤的发生发展,包括诱发酸性内环境、触发肿瘤微血管形成、影响血管生成拟态、诱导上皮间质转化、重塑细胞外基质、促进肿瘤免疫逃避和肿瘤适应、维持肿瘤干细胞的存在以及抑制衰老。靶向缺氧可能成为肿瘤治疗新的有效策略。

在高海拔地区,健康个体的组织含氧量下降,细胞为了保持能量必须限制氧需求,并适应这种缺氧的挑战。研究发现缺氧的微环境对肿瘤的发生发展至关重要。肿瘤的发生发展可能是在细胞水平上的渐进过程。当细胞处于缺氧或酸性细胞外 pH 的微环境时,容易发生自发突变,从而促进肿瘤发生。

虽然有充分的证据显示缺氧和肿瘤发生呈正相关，但对其机制了解较少。现综述高原缺氧引起肿瘤发生的机制。

一、缺氧与酸性内环境

高海拔缺氧条件下，人体内环境呈弱酸性，可能促进肿瘤发生。许多研究推测，缺氧增加机体葡萄糖的消耗，糖酵解不是用于大量的能源生产而是酸的产生，这提供了肿瘤产生的内环境。细胞对缺氧的适应是糖酵解的上调，对酸性内环境的适应是通过钠离子/氢离子交换器和其他的蛋白质，如碳酸酐酶IX（carbonic anhydrase IX，CAIX）来控制酸的上调。

酸性内环境是肿瘤生长的主要因素。酸性细胞外 pH 可上调热休克蛋白 40 酪氨酸磷酸化，显著提高热休克蛋白 40 和 β-肌动蛋白之间的相互作用。另外，酸性细胞外 pH 可以促进整合素 αVβ3 激活，影响细胞的黏附和迁移。最近的研究表明，低 pH 可促进诱导肿瘤干细胞（cancer stem cells，CSC）表型，从而更好地保持肿瘤的细胞异质性。CAIX 能调节细胞外的 pH 值，促进肿瘤细胞在缺氧微环境中生存，因而可能成为有用的肿瘤标记物。CAIX 在调节肿瘤 pH 方面的重要性也提示 CAIX 可能成为肿瘤治疗的潜在靶标蛋白。

二、缺氧对肿瘤微血管形成的作用

新生血管形成是肿瘤发生的关键。血管生成由缺氧条件所触发并由缺氧诱导因子（hypoxia-inducible factor 1，HIF1）调节。缺氧诱导的血管形成联系着 HIF-1 和血管内皮细胞生长因子（VEGF）的表达。最近有报道，缺氧激活转录核因子-κB（NF-κB）/HIF-1α/VEGF 通路，通过增加血管生成而启动肿瘤发生。

肿瘤血管生成是肿瘤细胞和宿主微环境之间动态交叉效应的结果。缺氧引起机体的酸性 pH 微环境可促进 VEGF 的释放。缺氧可激活肿瘤细胞蛋白酶活化受体 2 介导的内皮细胞活化，继而触发血管形成。有趣的是，缺氧的肿瘤细胞可释放大量的组织因子，这些组织因子与微血管的形成密切相关。

三、缺氧对血管生成拟态的影响

血管生成拟态（vasculogenic mimicry，VM）是指高度侵袭性的人类肿瘤细胞形成基质丰富、模仿胚胎血管生成的一种独特能力。当肿瘤半径超过了氧的扩散距离，肿瘤局部出现缺氧，这时容易发生 VM。VM 已被普遍认为是肿瘤新生血管形成的新模式，出现在多种人类恶性肿瘤中。研究表明，缺氧可能在胃癌的 VM 中发挥重要作用。缺氧刺激有助于 VM 管道的形成，发挥替代循环系统的功能。VM 可能起源于早期不连续的内皮细胞。研究发现，肿瘤的缺氧可以促进肿瘤细胞形成管状血管和表达 VM 相关基因。然而，缺氧诱导 VM 的机制仍然不清楚。Ma 等推测，上皮间质转化（epithelial-mesenchymal transition，EMT）的调节紊乱可能在缺氧诱导的 VM 中发挥重要作用。

四、缺氧对 EMT 的诱导作用

EMT 是上皮细胞失去极性并转换为间质表型的过程。EMT 被认为是胚胎发育和肿瘤形成过程中形态变化的关键事件。缺氧的微环境是诱导 EMT 的重要因素，而 EMT 是缺氧促动肿瘤发生的新视野。研究表明，HIF-1α 在许多人类肿瘤中过表达并上调缺氧相关基因。Yoo 等研究显示，慢性缺氧驱动永久 EMT 依赖于突变 HIF-1α 的诱导，而不是传统的转录激活。这些间质转化的细胞不仅获得肿瘤特性，甚至表现出晚期癌症的某些特征。HIF-1α 可介导永久 EMT，并促进肿瘤进展。最近的一项研究表明，HIF-1α 可诱导人前列腺癌细胞的 EMT。

五、缺氧对细胞外基质的重塑

缺氧相关信号的激活可以重塑细胞外基质而启动肿瘤发生。癌变的概念通常被描绘为遗传改变的结果。Gillies 等提出"进化动力学"理论认为，恶性细胞表型特性与微环境密不可分。缺氧产生新的进化选择动力，促进糖酵解和抗酸毒性。机体对缺氧的表型适应是肿瘤形成的关键步骤。即使在常氧条件下也允许机体产生酸性微环境，促进细胞外基质降解，使细胞获得肿瘤的侵袭性特征。

六、缺氧对肿瘤免疫逃逸的促进作用

机体免疫机制能抑制肿瘤生长，然而肿瘤也会建立免疫逃逸机制。缺氧是维持肿瘤免疫逃避的关键条件。缺氧可以诱导化学因子的表达，促进免疫逃避。Facciabene 等认为，缺氧通过诱导化学因子 CCL28 的表达而促进调节性 T 细胞的招募，进一步促进免疫耐受和血管生成。Wei 等研究发现，缺氧可抑制 T 细胞的增殖和激活，进一步抑制巨噬细胞的吞噬功能。因此，缺氧可以增强免疫抑制。

肿瘤微环境中除停泊有肿瘤细胞，还有内皮细胞、成纤维细胞和各种免疫细胞。缺氧是调节肿瘤微环境和内皮细胞、肿瘤细胞间相互作用的重要变量。缺氧条件下，肿瘤细胞释放因子可促进肿瘤血管生成和肿瘤细胞运动转移。VEGF 作为主要的血管生成调节剂，在肿瘤免疫耐受中发挥关键作用。

七、缺氧与肿瘤适应

肿瘤的本质特征可看作是肿瘤细胞对微环境成功适应的结果。Nordgren 等认为肿瘤对缺氧环境的适应是其生存和生长的基础。实体瘤快速增殖导致肿瘤内缺氧。肿瘤细胞对缺氧的适应是增强糖酵解。HIF 也是肿瘤细胞适应缺氧而产生的重要因子。HIF 能够激活血管生成基因表达、糖酵解、糖运输和细胞生存。打破肿瘤对缺氧的适应是未来抗肿瘤治疗的新方向。

八、缺氧与 CSC

CSC 是肿瘤生长的主要动力。缺氧的微环境可调节 CSC 的自我更新，增强 CSC 相关因子如 Oct4、c-myc 和 Nanog 的活性，从而维持 CSC 的存在。Mathieu 等研究表明，缺氧通过 HIF 诱导人类胚胎干细胞标志物在多种肿瘤中表达，如 OCT4、NANOG、SOX2、KLF4、c-myc 和 miRNA-302 等标志物。

缺氧反应的关键调节剂是 HIF-1α 和 HIF-2α。HIF 可调节 HIF-1α 和 HIF-2α 依赖的信号通路促进干细胞特性的维持。Qiang 等发现，HIF 通过激活 Notch 信号通路维持缺氧介导的成胶质细胞瘤干细胞的维持。更多的研究显示，缺氧通过改变微环境的信号通路维持和控制 CSC。缺氧维持 CSC 的干细胞特征，通过调节 CDX1 和 Notch1 阻止细胞分化，进而控制 CSC 干细胞特征和分化的平衡。

九、缺氧与细胞衰老

癌症和衰老作为生物反应的两个主要病理生理状态，二者密切相关。衰老是细胞在癌变过程中的天然屏障，是继 DNA 修复、细胞凋亡后的第三大细胞内在抗癌机制。缺氧可能抑制细胞衰老而促进肿瘤发生。缺氧的微环境维持干细胞巢并促进肿瘤的启动。进一步研究发现，缺氧通过下调 E2A-P21 和 HIF 抑制细胞衰老，保持间充质干细胞特性。间充质干细胞在缺氧条件下可以下调 P16 和细胞外信号调节激酶，进而逃脱衰老并转化成肿瘤细胞。

探索高原缺氧对肿瘤发生的影响，寻找敏感的缺氧标记物和抗缺氧药物，可能有效地预防高原地区肿瘤的发生。然而，高原缺氧和肿瘤缺氧的联系、临床意义和作用机制差异等问题尚待深入研究。

第 5 节　炎症与肿瘤发生

肿瘤相关炎症是肿瘤局部微环境的重要组成部分。肿瘤微环境中的炎症状态可破坏机体免疫系统，改变微环境信号通路，影响正常干细胞巢，从而促进肿瘤的发生。肿瘤相关炎症的分子通路的阐明有助于新的靶向分子的鉴定。

炎症与肿瘤密切相关，慢性炎症与 1/4 以上肿瘤的发生相关。肿瘤相关炎症是肿瘤局部微环境的重要组成部分，其分子通路的阐明有助于新的靶向分子的鉴定。现综述讨论肿瘤相关炎症在肿瘤发生中的作用及其与免疫系统、信号通路和肿瘤干细胞的关系，呈现炎症促进肿瘤发生的证据。

一、炎症在肿瘤发生中的作用

肿瘤微环境在肿瘤发生和发展过程中发挥着关键作用。这一微环境是肿瘤的生理、结构和功能的整合部分，提供了肿瘤发生的营养环境。炎症的调节剂和细胞效应剂是肿瘤局部微环境的重要组成要素。在某些肿瘤中，炎症常常在肿瘤发生以前出现；而在另一些肿瘤中，原癌基因的变化诱导炎症微环境从而促进肿瘤的发生。无论炎症如何起源，肿瘤微环境中炎症的存在对肿瘤的发生都有促进作用。炎症细胞和信号促进肿瘤的发生。实际上，感染或损伤所致的持续炎症可引起正常细胞的恶性转化。慢性炎症可能促进基因组不稳定性引起 DNA 损伤、原癌基因激活或抑癌基因失活。另一方面，肿瘤的发展可能刺激炎症微环境的产生而促进肿瘤细胞增殖。炎症有助于肿瘤细胞的增殖和存活，促进肿瘤血管生成和转移，破坏适应性免疫反应。

据估计，由病毒、细菌和寄生虫引起的慢性感染与全球肿瘤的 17.8% 有关。还有一小部分肿瘤相关感染由蠕虫引起。蠕虫致癌过程的重要特征是慢性炎症，这种微环境促进了肿瘤发生。炎症细胞产生自由基和氮族，氧化和损伤 DNA 后导致基因组不稳定和恶性转化。蠕虫及它们的卵和分泌物能导致损伤组织的增生，这促进细胞增殖和癌前病变发生。肝血吸虫和华支睾吸虫感染与肝胆肿瘤的发生有关。炎症在卵巢癌发生中的作用包括三方面：正常卵巢的生理功能、卵巢癌启动过程中对输卵管的潜在影响和细胞内微环境的变化。

二、炎症与免疫系统

自从 1863 年 Virchow 首先提出肿瘤来源于慢性炎症以来，实验、临床和流行病学研究都证明慢性炎症与肿瘤的密切相关。慢性炎症被认为在不同层面均促进某些肿瘤的发生和发展，其中之一就是慢性炎症通过免疫抑制导致免疫系统对肿瘤细胞无反应。调节白细胞招募的炎性细胞因子、化学因子和黏附因子，频频在肿瘤微环境中观察到。这些早期变化刺激纤维细胞和内皮细胞分裂，产生细胞重构和新生血管的成分，最终促进肿瘤产生。肿瘤的启动涉及恶性细胞、间质细胞和免疫系统的相互作用。这些相互作用是复杂的。免疫系统扮演抑制和促进肿瘤启动的双重角色。炎症条件建立了肿瘤发生的微环境，反之肿瘤又促进了炎症反应。炎症反应和免疫系统共同分享了细胞内和激素特征，在肿瘤和间质组织的相互作用中发挥了重要作用。

三、炎症与信号通路

肿瘤微环境在肿瘤发生中起重要作用，微环境中的成分能够调节细胞生长。肿瘤细胞及其微环境之间的信息交流是通过多种生长因子及其受体。这些生长因子或受体的失调节驱动着细胞恶性转化。研究发现，某一部位的持久炎症反应将导致转录核因子-κB信号通路组成持续激活，导致转录核因子-κB靶基因的异常表达，这些基因的异常表达往往与肿瘤发生相关。前炎症性细胞因子的趋化因子，最早被认为用来调节细胞的转运和黏附。越来越多的证据表明，趋化因子在肿瘤的发生发展中发挥重要作用。另外，炎症微环境中细胞因子、生长因子等炎性应答介质能诱导DNA甲基化，抑制基因甲基化和翻译后修饰等基因和表观学变化，引起维持正常细胞内环境稳定的关键通路改变，并导致肿瘤的发生和发展。

转化生长因子β（TGF-β）通过肿瘤细胞信号通路和肿瘤微环境在肿瘤发生中发挥重要作用，但在肿瘤形成的起始阶段仅是"蝴蝶效应"。TGF-β也能够促进上皮间质转化，这可能增加肿瘤细胞分裂。有趣的是，TGF-β对肿瘤细胞缺乏反应可能增加化学因子分泌，导致骨髓来源抑制细胞群招募至肿瘤微环境中，这个过程可能促进肿瘤形成和免疫耐受。因为骨髓来源抑制细胞是TGF-β的来源，它可能促进TGF-β的免疫抑制作用。TGF-β通过增加炎症因子的分泌在肿瘤发生中发挥"蝴蝶效应"。实际上，骨髓来源抑制细胞作为免疫系统调节剂，在肿瘤、感染和炎症过程中扩增，可显著抑制T细胞反应，与炎症微环境和肿瘤发生有关。骨髓来源抑制细胞受肿瘤分泌因子和宿主分泌因子诱导产生，这些因子许多本身就是前炎症分子。炎症促进骨髓来源抑制细胞积累，下调免疫监视和抗肿瘤免疫，从而促进肿瘤发生。炎症是否影响其他信号通路尚未得知。

四、炎症与肿瘤干细胞

大多数肿瘤包含着形态各异的异质细胞，也意味着肿瘤可能来源于干细胞样的肿瘤干细胞（cancer stem cells，CSC）。当CSC的概念在1960年由人髓性白血病提出来，至今已在许多实体瘤，如乳腺癌、脑肿瘤、胃肠道肿瘤、黑色素瘤等证实CSC的存在。炎症的微环境作为改变的干细胞巢影响肿瘤的启动和发生。肿瘤细胞起源于干细胞，肿瘤内的这一小群干细胞促进肿瘤生长并维持自我更新，也与肿瘤转移相关。研究证明，炎症、干细胞和 CSC 与胃肠道肿瘤的发生发展密切相关。炎症的微环境也可能影响间充质干细胞 (mesenchymal stem cell, MSC)"硬币的两面"。MSC 的一面是这些细胞作为再生和免疫调节功能的治疗潜能，另一面是 MSC 可能是肿瘤相关成纤维细胞的来源。而肿瘤相关成纤维细胞在上皮实体瘤的发生中起重要作用。

CSC 的起源尚不清楚，可能来源于干细胞池、祖细胞或不同分化阶段的细胞。细胞自我更新和细胞死亡之间的失衡是肿瘤形成的关键。当组织损伤或炎症过程时，细胞融合和基因转化就在肿瘤发生中发挥重要作用。炎症的微环境也影响各种细胞的自我更新和分化，可能促进 CSC 的形成。最近的研究认为，CSC 的起源可能是骨髓来源细胞。例如，持续的胃部炎症引起的胃癌，显然起源于骨髓来源细胞。

炎症和肿瘤的关系远不止上文中论及的几个方面。例如，miR-155 是一个非编码的短链 RNA，在激活的 B 细胞、T 细胞、单核细胞和巨噬细胞中高表达。miR-155 在造血细胞分化和免疫反应过程中起伏变化。当在炎症反应中 miR-155 短暂高表达时对机体是无伤害的，而中等上调可能导致肿瘤发生。研究证明，当持续的炎症导致肿瘤，而持续上调的 miR-155 不仅导致持续的炎症反应，又可促进肿瘤发生。至今仍不清楚究竟有多少类似的因子在炎症和肿瘤的发生中发挥作用。

第 6 节　免疫微环境促进肿瘤发生

机体免疫有宿主保护和肿瘤促进双重作用。本文讨论免疫微环境可直接或间接地影响肿瘤的发生发展。其机制包括促进肿瘤血管生成、改变肿瘤的生物学特性、筛选适应微环境的肿瘤细胞存活或建立适宜的肿瘤微环境促进肿瘤进展，甚至可以调节肿瘤干细胞活性。探索免疫治疗和细胞毒药物或分子靶向药物联合的多模式治疗可能是未来肿瘤免疫治疗的方向。

传统意义上的免疫细胞发挥监视作用及肿瘤通过一系列逃避宿主的免疫攻击。近年来，各种导致微环境免疫活性细胞功能障碍的机制陆续被发现。肿瘤微环境存在抑制机体抗瘤效应有效发挥的免疫抑制网络。被视为肿瘤"第七大标记性特征"的免疫微环境作为肿瘤微环境有机整体的重要组成部分，其所起作用越发受到重视。新近研究发现，免疫微环境可直接或间接地影响肿瘤的发生发展。其机制包括促进肿瘤血管生成、改变肿瘤的生物学特性、筛选适应微环境的肿瘤细胞存活或建立适宜的肿瘤微环境促进肿瘤进展，甚至可以调节肿瘤干细胞活性。

一、促进肿瘤血管生成

临床及基础研究均证实，微环境固有免疫细胞对肿瘤血管生成有促进作用。肿瘤微环境含有多种细胞成分，包括肿瘤相关巨噬细胞等多种免疫细胞。肿瘤相关巨噬细胞被吸引进入缺氧或坏死区域，可通过分泌不同血管活性因子（如 VEGR、IL-8 和 PGE2 等）以及蛋白酶（如 MMP-9 和 μPA）诱导肿瘤血管生成。新近研究发现，巨噬细胞和肿瘤细胞的相互作用，可导致肿瘤细胞侵袭并进入血管，其机制是破坏细胞外间质和促进肿瘤细胞运动。另外，在不同类型的肿瘤微环境中发现有 T 调节细胞（T-regulatory cells，Tregs）浸润。Tregs 细胞是调节机体免疫系统的免疫抑制细胞，它通过抑制抗肿瘤免疫和诱导肿瘤血管生成促进肿瘤的进展。

二、影响肿瘤细胞的生物学特性

免疫细胞可以影响肿瘤细胞的生物学特性，甚至可以增强肿瘤侵袭转移的潜能，直接促进肿瘤复发转移。研究发现，肿瘤微环境中的巨噬细胞会帮助肿瘤细胞穿过基膜进入血管，从而促进转移。转移是肿瘤进展的一个关键事件，传统观念认为是肿瘤细胞遗传和表观遗传改变的结果，这种改变促进了肿瘤侵袭、免疫逃逸和远处存活。但是，新近研究显示，转移并不是肿瘤细胞的独立行为，尚需要免疫系统的干预，特别是髓细胞参与了从肿瘤细胞侵袭的启动到转移部位的克隆形成等肿瘤转移的各环节。

三、筛选适应微环境的肿瘤细胞存活

在过去的 20 年里，科学家们理解了机体免疫的宿主保护和肿瘤促进双重作用。免疫系统不仅能消灭癌细胞或抑制它们的生长，还能筛选更适合宿主微环境的癌细胞。肿瘤内包含淋巴细胞、骨髓来源抑制细胞、巨噬细胞和树突状细胞，这些免疫细胞的失调和损害，帮助了肿瘤细胞免疫逃逸。逃避了免疫攻击的肿瘤细胞为适应微环境的变化，也需要进行遗传和适应性改变，以便能进一步生存、增殖，因为越能适应宿主微环境的肿瘤细胞亚群越易生存。值得一提的是，变异的累积因免疫监视系统减弱而加速。

肿瘤细胞自己可诱导一个许可的环境（a permissive niche），除了诱导间质巨噬细胞和成纤维细胞的蛋白水解酶、刺激血管生成外，甚至可能提供一个选择性压力，促使间质细胞突变。肿瘤细胞突变和选择促进肿瘤进化的过程，其结果是进一步的肿瘤免疫逃逸。

四、建立适宜的肿瘤微环境

免疫系统还能建立适应的肿瘤微环境促进肿瘤生长。肿瘤细胞几乎可以利用免疫系统自身的所有负调控机制，建立起肿瘤微环境的免疫抑制网络。调节免疫抑制网络的细胞亚群包括 Tregs、树突状细胞（dendritic cells，DC）和自然杀伤细胞。肿瘤免疫抑制微环境是动态的，随着肿瘤的发生发展而发生变化，同时具有显著的异质性。免疫微环境参与了局部免疫抑制网络的营造，如肿瘤相关巨噬细胞可以产生特异性趋化因子，诱导 Tregs 聚集至肿瘤局部。

在肿瘤细胞和免疫细胞的相互作用下，肿瘤局部积聚了大量不利于免疫反应发挥却有利于肿瘤生长的调节细胞和抑制因子。这些免疫效应和调节细胞是肿瘤发生发展的关键因素。Tregs 参与了从基因组不稳定到肿瘤内血管生成、肿瘤细胞播散和转移前"巢"形成等肿瘤发生发展的各阶段，DC 可修复基因组损伤，促进新生血管形成，抑制抗肿瘤免疫和促进肿瘤细胞生长播散。这种免疫微环境也促进了肿瘤的免疫耐受。Facciabene 等发现缺氧微环境通过 Tregs 促进肿瘤血管形成和免疫耐受。另外，肿瘤细胞通过改变肿瘤微环境中的趋化因子，影响 DC 的迁移，导致肿瘤浸润的 DC 减少，从而抑制免疫反应，这也是免疫抑制微环境形成的原因之一。

五、调节肿瘤干细胞活性

肿瘤干细胞（cancer stem cells，CSCs）假说预测肿瘤中有一小部分具有干细胞特征的肿瘤细胞，这部分细胞启动和维持肿瘤生长，并与肿瘤转移有关。其机制是干细胞不对称分裂和自我更新能力的失调节。CSCs 促进肿瘤的进展、转移、治疗抵抗和复发。免疫微环境中的巨噬细胞通过复杂的网络调节 CSCs 的活性，这个网络由细胞因子、化学因子和生长因子构成。研究发现，如果肿瘤细胞和 CSCs 竞争微环境中的空间和能量则能阻止 CSCs 分裂并驱动肿瘤休眠；反之，如果肿瘤细胞死亡，CSCs 失去了竞争则获得自我更新和增殖。进一步发现，免疫系统通过调节肿瘤细胞而筛选和调控 CSCs。

尽管宿主有各种免疫监视机制，CSCs 可能拥有表型和功能特性逃脱免疫监视，包括改变 CSCs 免疫原性、产生 CSCs 来源的调节因子以及和肿瘤浸润免疫细胞相互作用等。Nahas 等发现，乳腺癌干细胞和免疫细胞相互作用，通过免疫机制而逃避免疫监视。

机体免疫拥有宿主保护和肿瘤促进双重作用，尽管人们对后者知之甚少。更有研究认为，对结直肠癌而言，肿瘤局部包括免疫细胞种类、密度、分布和功能状态 4 个方面在内综合免疫学因素甚至是一个优于 TNM 分期、更为准确否认独立预后指标。我们在发展免疫治疗的同时，也要提防免疫治疗的不利影响。探索免疫治疗和细胞毒药物或分子靶向药物联合的多模式治疗（multimodal therapy）可能最终改善接受肿瘤免疫治疗患者的预后。

第7节　线粒体与肿瘤发生

　　线粒体作为半自主的细胞器，容易受到外界因子的损伤。线粒体功能改变，如氧化磷酸化损伤、能量代谢异常、抑制凋亡、自噬障碍、促进免疫逃避和信号通路改变，可能影响肿瘤的发生。调变线粒体功能可能预防肿瘤的发生。

　　线粒体来源于 20 亿年前的真核细胞与细菌之间的内共生体，在细胞的能量代谢和氧自由基生成过程扮演重要角色。每个细胞中几百至几千个线粒体，每个线粒体中又有 2～10 拷贝的线粒体 DNA（mitochondrial DNA，mtD-NA）。正常人类细胞的 mtDNA 存在较大的异质性（heteroplasmy），在同一个体的不同组织之间也有一定差异。肿瘤细胞中也存在复杂的线粒体基因表型。线粒体是半自主的细胞器，在细胞代谢和凋亡通路中发挥重要作用。因此，肿瘤细胞常常出现线粒体一个或多个功能的异常并不奇怪。

　　早在 1956 年，Warburg 提出线粒体呼吸链的缺陷可以导致细胞发生变化，并促进细胞癌变。最近认为，与核 DNA（nuclear DNA，nDNA）相比，mtDNA 缺乏组蛋白的保护，而且没有有效的损伤修复系统，因此 mtDNA 极易受到致癌物的攻击。mtDNA 的变化在肿瘤的发生中发挥重要作用。研究发现，mtDNA 突变频繁出现在各种人类肿瘤中，线粒体功能的异常已成为肿瘤的特征之一。本文分析线粒体功能异常对肿瘤发生的影响。

一、氧化磷酸化损伤

　　各种原因引起 mtDNA 突变影响电子传递链的氧化磷酸化（oxidative phosphorylation，OXPHOS）系统，最终导致持续的细胞氧化而促进肿瘤发生。整个 OXPHOS 系统由 5 个呼吸酶复合体构成，由 nDNA 和 mtDNA 的 87 个基因共同编码组成，其中线粒体有 13 个基因参与。线粒体中其余的蛋白质都由 nDNA 编码，由胞质内的核糖体合成并运送到线粒体内。当一些研究表明在不同类型的肿瘤细胞中 OXPHOS 能力减少时，另外的研究却发现 OX-PHOS 组分上调。这种矛盾的结论因肿瘤大小、缺氧和癌基因激活时序的不同而被解释。异常的 OXPHOS 是线粒体失功能的结果并和肿瘤发生密切相关。

　　mtDNA 在 OXPHOS 过程中产生活性氧（reactive oxygen species，ROS），导致 nDNA 的氧化损伤。mtDNA 基因组的不稳定性也可产生 ROS，通过调控 nDNA 基因组和影响凋亡启动而促进肿瘤发生。ROS 也调节细胞死亡和增殖。线粒体的氧化压力可激活肿瘤发展和增加癌细胞的转移潜能。另外，OXPHOS 也影响细胞凋亡。mtDNA 编码参与 OXPHOS，由于其独特的生物学环境和结构特性，与 nDNA 相比，mtDNA 更容易发生 OXPHOS 损伤。新近研究发现，线粒体蛋白 CRIF1 可调节线粒体编码的 OXPHOS 多肽的合成和插入线粒体内膜过程。

二、能量代谢异常

癌细胞的恒久生命与导致人死亡的衰老过程看起来似乎是相对立的。但令人吃惊的是，癌细胞和衰老过程的生物学基础却是相合的。线粒体代谢似乎可以对这两个问题进行合理解释。线粒体代谢异常在肿瘤细胞增殖和衰老过程中发挥重要作用。

在 20 世纪初，Warburg 提出肿瘤细胞有独特的代谢特征。这些细胞利用糖酵解提供能量并产生大量的乳酸。同时，Warburg 推测线粒体代谢异常是肿瘤发生的基础。最近研究证实，肿瘤中糖酵解和乳酸增加。糖酵解产生丙酮酸，线粒体利用后者产生 ATP 为肿瘤细胞的生长提供动力。肿瘤细胞代谢的变化表现为从有氧氧化向无氧糖酵解的转化，即使在有氧条件下肿瘤细胞也应用这种代谢方式。无氧糖酵解提供了肿瘤细胞的生存优势。线粒体失去功能与异常增加的线粒体复制有关，其机制是线粒体单链 DNA 连接蛋白过高表达。因此，线粒体代谢抑制剂可用于癌症治疗。

三、凋亡抑制

线粒体还参与细胞凋亡过程，其功能的异常能使肿瘤细胞获得较强的抗凋亡能力。传统的观念认为线粒体是为细胞提供能量的细胞器，但也是调控凋亡通路的细胞器。细胞压力刺激能导致线粒体外膜通透性改变，线粒体膜释放凋亡信号相关的蛋白质，如细胞色素 C、凋亡诱导因子和核内激酶 G 等。细胞命运由位于线粒体的凋亡相关蛋白决定。许多肿瘤呈现 Bcl-2 蛋白家族异常表达，这产生了有缺陷的凋亡信号。研究发现，突变线粒体直接影响肿瘤的发生，其机制可能是突变线粒体的抗凋亡作用。线粒体显然是凋亡的重要始作俑者，通过调节 caspase 的释放调控凋亡。新近研究发现，线粒体鞘脂类代谢通过激活 Bak 和 Bax 促进细胞凋亡。这提示我们，抑制肿瘤相关的线粒体代谢改变或刺激线粒体膜通透性进而激活肿瘤细胞凋亡是一种有希望的治疗方法。

四、自噬障碍

肿瘤细胞中的线粒体数量并没有明显减少，提示肿瘤细胞的线粒体功能是异常的。Shaw 等发现，肿瘤细胞内的功能异常线粒体存在自噬障碍。Lemasters 等在总结酵母研究中发现线粒体特异性的自噬现象，于 2005 年首次提出"线粒体自噬（mitophagy）"的概念。随后，进一步的研究证实，线粒体损伤能够诱导线粒体特异性自噬的发生。最近的研究提示氧化还原信号在细胞内的反应是自噬。自噬由超过 30 个自噬相关蛋白和 50 个溶酶体水解蛋白构成了复杂分子机制来调控。线粒体自噬通过消灭损伤或过多的线粒体而维持线粒体质量。当线粒体自噬障碍时，不能有效清除损伤的线粒体而产生异常的信号或能量代谢异常，可能会导致肿瘤发生。因此，线粒体自噬的异常可能与肿瘤的发生密切相关。

五、促进免疫逃逸

肿瘤的形成意味着肿瘤细胞对不利环境的适应。一方面，肿瘤的快速生长需要能量；另一方面肿瘤需要逃避机体的免疫攻击。最近的研究发现二者是相互联系的，肿瘤细胞的代谢可能推动免疫逃逸。肿瘤细胞代谢往往避开线粒体和 OXPHOS，更大程度地依赖无氧糖酵解产生能量。这种特殊的代谢方式帮助肿瘤逃避机体的免疫攻击。通过改变代谢方式，肿瘤细胞产生各种氨基酸、脂质和化合物，直接改变免疫功能并促进免疫逃逸。肿瘤主要组织相容性复合物（major histocompatibility complex-Ⅰ，MHC-Ⅰ）呈递肿瘤抗原至细胞毒性 T 细胞，使肿瘤细胞对抗肿瘤适应性免疫反应敏感。研究显示，阻断肿瘤线粒体活性可降低肿瘤细胞表面的 MHC-Ⅰ分子。另外，当线粒体由压力等原因损伤时，这些线粒体会出现功能障碍，因为它们的 DNA 仍保留一种古老的细菌损伤标记从而动员机体的防御系统，进一步加剧线粒体异常。

六、信号通路改变

一直以来，线粒体被认为是产生能量的细胞器。但是，越来越多的证据显示线粒体也涉及细胞信号传导。线粒体完成各类信号功能，在多种生物活动中，如细胞死亡、免疫和自噬信号，既扮演转导者又充当效应者的角色。线粒体膜作为主要的信号平台，通过线粒体动力和代谢调节细胞信号。线粒体异常可以改变细胞信号通路，启动肿瘤发生。新近研究发现，一种被认为能限制细胞增殖的分子——腺苷酸活化蛋白激酶（AMP-activated protein kinase，AMPK）有利于肿瘤形成过程中癌细胞的生存。肿瘤生长首先要克服代谢压力。肿瘤适应中的关键信号通路是 AMPK 通路。在代谢压力下，AMPK 调节 NADPH 稳态促进肿瘤细胞存活。肿瘤相关炎症也通过线粒体促进肿瘤发生。Ras、Myc 和 p53 激活引起线粒体功能异常，产生线粒体的 ROS 并激活下游分子（NF-κB，STAT3 等）。另外，mtDNA 的改变可以影响核编码基因的表达，从而启动细胞转化。

在生物的不断进化过程中，适当的 mtDNA 成分对 nDNA 的插入整合对生物进化有意义，但不良的插入整合可能导致肿瘤的发生。nDNA 以及 mtDNA 可以在细胞内游走，mtDNA 一旦获得游离于线粒体外的机会，它可能会像致瘤病毒那样，通过核膜随机整合到 nDNA 中。如果整合刚好发生在肿瘤相关基因上，可能会导致癌症发生。另一方面，线粒体作为半自主器官持续融合和分裂，这对于线粒体功能的维持和遗传是重要的。另外，肿瘤周期性地从它的宿主中获得线粒体。这可能是因为肿瘤自身的线粒体有更多的突变率和宽松的选择而逐步退化，但宿主线粒体更适宜生存。

线粒体功能异常可以促进肿瘤的发生，其机制涉及如氧化磷酸化损伤、能量代谢异常、抑制凋亡、自噬障碍、促进免疫逃避和信号通路改变。如果肿瘤和机体的关系能像线粒体和细胞一样，那么就不可能有肿瘤发生的问题。调变线粒体功能可能成为未来肿瘤预防的新策略，值得深入探索。

第 8 节　端粒、细胞周期和细胞复制

失控的复制是肿瘤的核心。端粒、细胞周期及二者的相互作用调控肿瘤的复制。研究肿瘤复制为肿瘤治疗提供了新策略。

失控的复制是肿瘤的六大标志之一。正常分化细胞可产生信号抑制干细胞的分裂和自我更新，而肿瘤细胞必须逃脱这种反馈机制，获得失控的复制。肿瘤的复制受端粒和细胞周期的调控，然而其机制尚不明确。本节探讨端粒、细胞周期和肿瘤复制的关系，寻找肿瘤治疗的新策略。

一、端粒决定肿瘤复制

染色体的末端有一个称之为"端粒"的结构。染色体每复制一次，细胞分裂一次，端粒即缩短一点，缩到一定程度，细胞即进入衰老。而癌细胞可通过某些基因产生端粒酶，不断补充端粒的长度，使癌细胞得以"失控的复制"。染色体端粒和端粒酶的发现，进一步揭示了为何癌细胞可以"永生"。端粒最主要的功能是维持染色体长度。端粒维持染色体长度的观点来自两个危险因素的存在：DNA 损伤反应所致的染色体末端双链 DNA 断裂和 DNA 丢失。端粒通过连接序列特异性末端保护因子和补充端粒酶来阻止这两个危险。异染色体代替端粒可以维持染色体长度。端粒消耗可以引起基因组不稳定，促进肿瘤发生。一旦肿瘤形成，恶性肿瘤克隆常常通过表达端粒酶而重新建立稳定的基因组。端粒给自身戴上一顶称为 shelterin 的六种蛋白构成的帽子从而形成自我保护。研究发现，t 环（一种套索样结构）可调节端粒长度。

端粒功能失调可限制复制。肿瘤细胞普遍存在端粒丢失，这来源于四个因素的影响：肿瘤细胞在脆点位置双链断裂（double-strand breaks，DSB）增加、端粒位于脆点、端粒附近的 DSB 导致染色体不稳定和染色体修复功能缺陷。另外，shelterin 的亚单位 Rap1 的缺失可诱导端粒重组。然而，端粒酶可以延长和维持端粒 DNA，肿瘤细胞端粒酶的过表达提供了肿瘤失控复制的动力。新近研究发现，人类端粒酶蛋白不仅能合成端粒 DNA，还增加细胞增殖。

端粒酶依赖的端粒延长和维持称为选择性端粒延长（alterative lengthening oftelomeres，ALT）。ALT 的存在使肿瘤细胞在端粒缩短时仍能复制。高通量 RNAi 筛选出端粒酶抑制剂（如 ERK8 激酶），可减少端粒酶活性而致端粒功能失调，进一步限制肿瘤复制而达到治疗肿瘤的目的。

二、细胞周期调控肿瘤复制

大多数真核细胞经过一系列的事件使细胞的染色体得以复制，并保证每个子细胞得到一套完整的染色体，这些有序的事件就构成了细胞的细胞周期（cell cycle）。在哺乳动物细胞中，一系列细胞周期蛋白依赖激酶（cyclin-dependent kinase，CDK）和细胞周期蛋白（cyclins）结合，推动细胞周期的进程。而细胞周期蛋白依赖激酶抑制剂（cyclin-dependent kinase inhibitors，CKI）可抑制它们的活性或结合，抑制细胞周期的演进。真核细胞 DNA 复制的启动由 3 类蛋白激酶调节：CDK、Dbf4 依赖激酶（Dbf4-dependent kinase，DDK）和 DNA 损伤检查点激酶，这些酶决定 DNA 何时复制以及细胞何时分裂成两个细胞。由于这一贡献，蒂姆·亨特等获得了 2001 年的诺贝尔医学奖。Zegerman 等研究显示，酿酒酵母检查点激酶 Rad53 抑制 CDK 和 DDK 通路而阻断细胞周期启动。Rad53 也可阻断 CDK 底物 Sld3，这使 CDK 在细胞 S 期 DNA 损伤时仍能激活，阻止 Mcm2-7 蛋白的重新装载。CDK 波动作为细胞周期的最初组织者，决定细胞周期的时间和方向。CDK 的波动受 cyclins 驱动决定了一个细胞分裂周期的完成。周期性的 cyclin-CDK 导致 Cdc14 的释放波动，Cdc14 在决定终止有丝分裂方面起着关键作用。另外，细胞周期适应使细胞保持快的细胞周期。G1 期高 CDK 使染色质获得 DNA 复制并快速进入 S 期。S-G2-M 期高 CDK 可产生高水平的 DNA 复制因子 cdt1，这促进 Mcm 蛋白在有丝分裂结束后快速装载，肿瘤细胞进入下一分裂周期。Bouchoux 发现，CDK 酶解物的去磷酸化与有丝分裂退出有关。

调控细胞周期的因素控制肿瘤细胞的复制。核内周期是正常细胞周期的变异形式，细胞只进行 DNA 复制而不发生胞质分裂，形成相同多线染色体的多倍体细胞。通过解析核内周期的作用机制发现，E2F1 这一转录因子在核内周期调控中扮演重要角色。细胞生长率能调控 E2F1 积累的速度,从而控制细胞 DNA 以什么速度复制。Petermann 等研究证实,增加复制起点可减慢复制叉进展,而检查点激酶 chk1 通过控制细胞 S 期复制起点活性而促进复制叉进展。蛋白激酶 Greatwall(GW1)磷酸化蛋白磷脂酶 2A 抑制剂 PP2A-B55δ 对细胞有丝分裂起着关键作用。PP2A-B55δ 在分裂间期高而分裂期低,与 CDK1 相反。这些调控细胞周期的因素影响着肿瘤细胞的复制。

肿瘤细胞周期的调控失常导致了肿瘤的失控复制。肿瘤细胞周期的失控有几个特征:并非组织生长需要;不受基质或分化基因影响;不需要外源性生长信号来维持或促进增殖状态;避开 DNA 损伤或其他损伤后增殖停滞的正常控制。如何恢复正常的细胞周期调控从而阻断肿瘤细胞的异常复制可能是未来肿瘤研究的重点。

三、端粒和细胞周期的相互作用

细胞复制的共同目的将端粒和细胞周期联系到一起。端粒是染色体的重要组成部分,在细胞分裂和衰老方面也起着重要作用。端粒控制着细胞分裂周期,端粒功能减退和细胞周期检查点失调可启动组织干细胞衰老过程。端粒功能失调通过关键的细胞周期检查点诱导 DNA 损伤反应,导致细胞衰老和凋亡。Davoli 等发现,端粒功能失调的 p53 缺陷细胞可发生四倍体。活细胞显像显示这些细胞因 cdk1/cyclinB 抑制而出现 G2 期延长,最终不能完成有丝分裂。染色体末端必须从 DNA 损伤中得到保护,否则细胞可能停滞在细胞周期。另外,端粒在末端保护方面有重要作用。研究发现,当端粒功能失调时,细胞周期检查点缓和,端粒酶促进肿瘤生长。随着端粒酶的减少,肿瘤生长因端粒诱导的检查点恢复而减慢。然而,肿瘤因端粒 ALT 而继续生长。进一步研究显示,ALT 肿瘤 PGC-1β 过表达,可调节线粒体功能而促进肿瘤生长。端粒酶不仅维持端粒长度,还可驱动细胞周期。

细胞周期也调控端粒的延长。细胞周期 S 期伴随着 DNA 复制,端粒同时延长。细胞周期的不同时相端粒酶表达有差异。研究发现,在细胞周期 S 期端粒酶呈高水平,而在 G2/M 期端粒酶水平较低。这提示端粒酶活性和细胞周期的相关性。一个细胞变成有侵袭性的癌细胞要经过几年到几十年的过程。由于细胞遗传特性的改变,持续刺激生长信号,细胞增殖、凋亡和分化分离,使其停留在具有自我更新和失控复制的未成熟表型。端粒和细胞周期的相互作用共同调控细胞复制。

细胞周期的正常调控受到破坏是癌的核心问题,分析 DNA 复制启动机制和分裂驱动蛋白能够提供细胞周期靶向治疗的有效靶点。抑制线粒体功能和氧化反应能够增强抗端粒酶治疗。无疑,针对端粒和细胞周期可以控制肿瘤的复制，实现调变肿瘤的癌症治疗策略。

第9节 肿瘤干细胞的来源和调控

肿瘤干细胞（CSCs）是存在于肿瘤组织内数量较少的保持干细胞自我更新能力的一群细胞，干细胞自我更新能力的失调节是发展成肿瘤的必要条件。这个模型正在成为肿瘤研究的热点和方向。正常干细胞通过积累突变获得不确定的增殖能力而转化为CSCs，核型非整倍体、异常信号传导通路、肿瘤相关基因以及端粒酶调控着CSCs的增殖而形成肿瘤。

目前，在白血病、乳腺癌和脑肿瘤等中已发现了肿瘤干细胞（cancer stem cells，CSCs）存在的证据。对CSCs来源及调控机制的理解有助于开展以CSCs为靶标的肿瘤靶向性治疗。

一、肿瘤干细胞的来源

CSCs模型认为肿瘤的形成来源于CSCs。这些CSCs来源于干细胞/祖细胞或多向分化细胞，后者通过自我更新机制的失调节而致原癌基因突变。干细胞最重要的特性之一是自我更新，这是人们猜测人类肿瘤可能来源于转化干细胞。相似的信号传导通路可能调节着正常和转化干细胞的自我更新。

CSCs和正常干细胞有许多共同的特性：它们均具有自我更新能力和多向分化潜能，有类似的细胞表面标志；细胞表型两者均出现相对幼稚化的特性；均具有Notch、Wnt、Sonic hedgehog（Shh）等3条细胞信号传导途径；有相似的归巢和迁徙途径；提示CSCs可能起源于正常的干细胞，后者通过积累突变和（或）表型改变（epigenetic changes）而获得不确定的增殖能力转化为CSCs。Bonnet和Dick比较造血干细胞和白血病干细胞（leukemia stem cells，LSCs）的表型，前者是$CD34^+CD38-Thy-1^+$，后者是$CD34^+CD38^-Thy-1^-$，从二者的相似性推测LSCs可能来源于$Thy-1^-$的祖细胞，或者是丧失了$Thy-1^-$表达能力的干细胞。Al-Haji等从乳腺癌患者体内分离出表达$ESA^+LIN-CD44^+CD24^{-/low}$的CSCs具有正常干细胞特征。而最早从人脑肿瘤发现的CSCs与正常神经干细胞相似，其CD133表达阳性。这些CSCs既保持正常干细胞自我更新能力和增殖能力，又能够重新分化表达来源肿瘤组织的表型并在体内形成肿瘤。

CSCs多通过识别正常干细胞的表面标记物而分离鉴定。基于流式细胞仪的侧亚群（side population，SP）技术用于分离CSCs。新近Patrawala等发现培养的人癌细胞（U373神经胶质瘤和MCF7乳腺癌）和异种瘤体（LAPC-9

前列腺癌）近 30% 含 SP 细胞。这些 SP 细胞具有正常干细胞的特性，能进一步移植并较好表达一些"干细胞"基因，如 Notch-1 和 beta-catenin。纯化的 SP 细胞较非 SP 细胞更易致瘤，提示 SP 细胞富含致瘤的 CSCs。进一步研究证实 SP 细胞较非 SP 细胞高表达 $ABCG_2$（ATP-binding cassette half-transporter）mRNA。

正常干细胞自我更新途径的激活可能导致这些干细胞转化为 CSCs 并促进肿瘤发展。正常情况下，成人组织中的干细胞更新完成后，Hb 和 Wnt 通路即关闭，然而在慢性炎症等刺激下，Hb 和 Wnt 通路持续激活，干细胞处于持续分裂状态。干细胞突变，逐步演化为自身能激活 Hb 或 Wnt 通路的 CSCs。BMI-1 原癌基因通路对造血和神经干细胞的自我更新密切相关。Glinsky 等应用鼠与人比较翻译基因组方法从前列腺癌鼠模型和前列腺癌患者中筛选出 11 个基因元件，这些基因在原发和转移瘤中呈均一的类干细胞表达图谱。结果表明，BMI-1 信号通路调节正常和人类肿瘤的恶性表型，BMI-1 通路联系着转移播散和较差预后。

较多证据显示 CSCs 能够导致肿瘤形成，而对于正常细胞如何启动并形成 CSCs 知之甚少。Hope 等通过示踪移植急性髓系白血病细胞到非肥胖型糖尿病/重症联合免疫缺陷（nonobese diabetic/severe combined immunodeficiency disease，NOD/SCLD）小鼠内的 LSCs，发现 LSCs 在功能上并不是均一性的，LSCs 来源于不同的自我更新潜能。一些 LSCs 只出现在移植受体中，表现分裂罕见、分裂后不定型的自我更新。LSCs 自我更新潜能的差异支持它们来源于正常干细胞的假说。

二、肿瘤干细胞的调控

正常干细胞通过积累突变获得不确定的增殖能力转化为 CSCs，再由这些 CSCs 的不断增殖形成肿瘤。研究 CSCs 的调控有助于揭示肿瘤形成的分子机制。

（一）核型非整倍体

CSCs 致瘤性的根本原因是其无限增殖能力。核型非整倍体表现可能是 CSCs 扩增的有效机制。非整倍体可通过扩增自我更新因素并引起其分配紊乱而有助于 CSCs 的扩增。CSCs 扩增过程的实质是非整倍体导致 CSCs 内永生化 DNA 链不断重建和扩增以及被分配紊乱的过程。非整倍体程度增加可能导致永生化 DNA 链重建、扩增和分配紊乱程度增加，从而 CSCs 扩增的机会增加，其结果是肿瘤演进。非整倍体理论较好地解释了 CSCs 这种不确定的有丝分裂机制。

（二）异常信号传导通路

越来越多的证据显示，在 CSCs 中，调节正常干细胞自我更新的信号传导通路异常导致肿瘤增殖并形成肿瘤。CSCs 是癌变靶标的实验证据来自相关的信号传导通路的研究，参与 CSCs 自我更新和多能维持的几种信号传导通路参与造血系统、结肠以及乳腺等组织的癌变，这些通路包括 Notch、Wnt、Sonic hedgehog（Shh）通路。CSCs 自我更新通路激活了 beta-catenin、Wnt 信号通路的主要影响子。新近 Ruden 等认为 HSP90 抑制剂、Wnt 信号通路和染色质重构酶可能通过干扰 CSCs 的形成而成为抗癌剂。异常信号传导通路不仅参与 CSCs 的形成，也调控着 CSCs 形成肿瘤。

（三）肿瘤相关基因

癌基因的激活和抑癌基因的失活是 CSCs 不断增殖的动力。BRCA1 是一个重要的乳腺癌易感基因，BRCA1 突变基因携带者具有生长快、分级高和孕激素受体阴性等特征。Foulkes 等认为 BRCA1 的重要作用是乳腺癌 CSCs 的调节剂。乳腺癌干细胞的不同基因突变可形成不同的临床乳腺癌亚群，如来源于雌激素受体（ER）阴性的干细胞则分化低、预后差、激素不敏感，而干细胞发生突变，部分肿瘤细胞分化成 ER^+ 细胞则相对分化高、预后较好、激素较敏感。人 $CD34^+/CD38^-/Lin^-$ 表型细胞含有少量的造血祖细胞（hematopoietic progenitor cells，HPCs），而多数为造血干细胞（hematopoietic stem cells，HSCs）。Georgantas 等用 Affymetrix 微阵列分析，检测并比较了 $CD34^+/CD38^-/Lin^-$（富含 HSCs）和 $CD34^+$ $[CD38/Lin]^{++}$（富含 HPCs，无 HSCs）的基因，其中可能包含了涉及白血病形成和 CSCs 的新基因。肿瘤相关基因可能调控着 CSCs 的增殖和分化。

（四）端粒酶

在一些肿瘤和正常组织中，端粒酶对细胞分裂有重要作用。端粒酶对于干细胞的增殖起关键作用。肿瘤和干细胞必须通过表达端粒酶以保持端粒长度。Serakinci 等将端粒酶活化催化亚单位导入人间充质干细胞，观察到这些细胞接触抑制丧失，并能引起转染小鼠肿瘤的发生，证明端粒酶的活化启动肿瘤的发生。提示端粒酶的活性是 CSCs 的生物特性之一。

CSCs 是存在于肿瘤组织内数量较少的保持干细胞自我更新能力的一群细胞，干细胞自我更新能力的失调是发展成肿瘤的必要条件，这个新模型正在成为肿瘤研究新的热点和方向。以 CSCs 和它的自我更新失调节为靶点有可能为肿瘤治疗提供新的手段。在进一步明确 CSCs 来源及调控机制的基础上，寻找 CSCs 内与肿瘤发生密切相关的基因，开展靶向性或选择性杀伤 CSCs 从而可能根治肿瘤和防止肿瘤复发转移。

第 10 节　肿瘤干细胞真的存在吗？

肿瘤干细胞是个令人激动的概念，其假说似乎回答了肿瘤起源的问题。

然而从肿瘤中分离出的细胞是否为真正的肿瘤干细胞还存在理论、技术和数学方面的疑问。本节分析肿瘤干细胞不存在的可能性。

　　肿瘤干细胞是个令人激动的概念，其假说似乎回答了肿瘤起源的问题。从这个假说我们可以知道：①肿瘤起源于肿瘤干细胞的分裂和分化；②其演变过程经过肿瘤干细胞、短暂扩增细胞、祖细胞和肿瘤细胞阶段；③肿瘤干细胞源源不断地补充减少的肿瘤细胞。犹如正常干细胞是人类组织的来源一样，肿瘤干细胞产生并维持肿瘤。肿瘤干细胞真的存在吗？我们不可能分清是不同肿瘤中存在干细胞，还是所有肿瘤中的肿瘤细胞都有再生成肿瘤的可能性；我们也不可能得出这样的结论，即在肿瘤干细胞中有各种起源细胞。从肿瘤中分离出的细胞是否为真正的肿瘤干细胞还存在理论、技术和数学方面的疑问。

一、理论问题

　　肿瘤干细胞假说基于这个想法：起源和分化不同步。这和起源细胞随着时间而变化的观点不相容。科学家们发现，起源和分化受细胞所处的微环境影响，这个环境称之为"巢"。肿瘤细胞异常包含基因型和表型变异的异质细胞群。这种变异可能影响起源和分化的关系。在实体瘤中是否有一个"肿瘤干细胞巢"的微环境尚无定论。

　　而且，肿瘤的基因组不稳定，这样在肿瘤中起源和分化的关系可能变化。肿瘤细胞中基因型和表型变异率高（约 10^{-5}/细胞/代）。这个变异率如果是乳腺癌（直径 2cm；10% 细胞在增殖周期；细胞周期 2～3 天），意味着每天基因型和表型变异约 10^3。错配修复缺陷的细胞突变率增加 2～3 倍。细胞所处的微环境也能影响基因表达。这样，当分离肿瘤细胞鉴定"肿瘤干细胞"时，并不是所有肿瘤细胞都可能表达这些变化，所谓的"细胞表面标志"也发生了变化。

二、技术疑问

　　目前，实体瘤中干细胞的分离和鉴定与其说是科学，更像是一个艺术。它需要以下支持：①细胞悬液制备，常常用蛋白水解酶；②细胞分离，基于细胞表面标志或荧光染料排除实验；③分离细胞接种到免疫缺陷鼠观察是否瘤体形成。实际上，这些技术用在实体瘤上尚存在许多困难。

　　一个瘤体并不是一包肿瘤细胞，它包含着肿瘤细胞和各种正常细胞、血管和胞外基质。这些微环境对肿瘤细胞的基因表达，包括细胞表面标志都有很大影响。细胞悬液的制备将破坏这种环境，而移植后也不能再现原有的环境。这样不可能有适宜肿瘤干细胞生长的"巢"环境。

细胞分离基于表面标志物的有无。在乳腺癌干细胞的研究中，表面标志（CD44$^+$，CD24$^-$，ESA$^+$）似乎并不能代表干细胞，更多的是分化类型特征。干细胞中这些标志物的缺失比表达更有意义。细胞悬液的准备中，酶处理可改变细胞表面标志的表达，从而影响分离的细胞群，甚至移植后早期肿瘤的生长。

另一个细胞分离的方法是通过荧光染料排除实验鉴定出所谓的"侧亚群"细胞。这种方法也有疑问。这个技术影响因素多，需要根据不同的细胞群调节。另外，荧光染料本身也可能有细胞毒性，影响到侧亚群细胞的形成。

而测试一个肿瘤细胞是否能再生成一个肿瘤并非易事。这依赖于干细胞所处的环境。移植细胞的一个功能是产生刺激细胞存活和增殖的因子。如果移植前细胞悬液中混入基质可增加移植成功率。因此，移植的纯化"肿瘤干细胞"可能是自身能分泌存活因子的细胞，或者能从周围环境中获得刺激因子的细胞，而并非有干细胞的特性。

三、数学疑惑

肿瘤干细胞概念的数学来源也有疑问。我们知道，肿瘤干细胞具有产生一个呈指数扩增谱系的能力，从而维持肿瘤的细胞数量。非干细胞则不具备这种能力。肿瘤成功治疗后仍有 0.5% 的肿瘤细胞残存。如果肿瘤中这 0.5% 的细胞群是干细胞，而且这群细胞逃避了治疗打击，那么从数学上解释了治疗后残存的 0.5% 细胞的来源。但是，让我们看看另一种情况，或许在临床中更容易见到。一个肿瘤经治疗后获得了部分缓解（PR），肿瘤直径减少了50%，肿瘤细胞数相应减少。通过数学计算，我们知道肿瘤体积减少了87.5%（1～1/2^3），还剩下 12.5% 的肿瘤细胞。如果肿瘤干细胞对治疗完全抵抗，则治疗后肿瘤中的肿瘤干细胞比例则增至 4%（0.5%×2^3）。这意味着，即使杀灭了瘤体中的 87.5% 的细胞，剩下的瘤体中仍有最初的 0.5% 肿瘤干细胞。也有可能瘤体中的干细胞对治疗不抵抗，那么可能仅仅保持 0.5% 的肿瘤干细胞。我们再计算一下，细胞仅仅通过 10 次有效的分裂，其细胞数量可增至 1000 倍（2^{10}），意味着只有杀灭瘤体中的 99% 的干细胞才可能达到根治目的。实际上，这很难实现。

一个实际问题存在并影响着肿瘤干细胞的概念。因为干细胞群外的一些细胞也表达"干细胞标志"。通过功能测定所分离的肿瘤干细胞＞5%，显然超过可能存在的干细胞数。另一个相反的问题是，如果干细胞标志过于严格则不能分离出类干细胞。干细胞标志宽松或严格的问题是非常常见的。

研究人员发现，在最初未分离的瘤体中，有＜1%（0.2%～0.8%）的肿瘤干细胞，而这部分致瘤细胞较非致瘤细胞至少 100 倍的致瘤潜能。我们用数学方法来分析以下：具有干细胞表型的致瘤细胞和非干细胞表型的致瘤细胞增加了整体致瘤性（0.2%×100＋99.8%×1＝119.8）。干细胞致瘤活性用20（0.2%×100）代表。最初的瘤体可分为干细胞群和非干细胞群两部分。干细胞部分则包含了＜17%的致瘤细胞（119.8/20）。这意味着＜17%的致瘤细胞至少目前是无能为力的。如何使肿瘤干细胞对治疗敏感可能提高肿瘤治疗效果的一条途径。

　　我曾经撰文讨论过肿瘤干细胞的来源和调控，相信如果肿瘤干细胞的来源合理，那么肿瘤干细胞的存在也就是必然的。然而，肿瘤干细胞的分离在理论、技术和数学上的疑问，又不得不让我们怀疑肿瘤干细胞是否真的存在。概括肿瘤干细胞不存在的可能性：①微环境改变后肿瘤细胞基因表达变化，具备干细胞特征；②肿瘤前期细胞（如短暂扩增细胞、祖细胞）有类干细胞特征；③非干细胞异种移植后也有致瘤性；④缺乏特异的表面标志，分离和鉴定的肿瘤干细胞不纯，包含正常干细胞和肿瘤细胞各自特征的细胞亚群；⑤移植的一小群具有肿瘤干细胞表面标志的细胞可能较其他细胞群更易在宿主体内存活、增殖。

　　无疑，肿瘤干细胞学说的提出为肿瘤起源的研究增加了新的内容。这个学说非常有诱惑又令人激动。尽管还有"肿瘤干细胞真的存在吗?"这样的疑问，相信科学家们会拿出更多令人信服的证据来证明它的真实存在。

第11节　上皮间质转化与肿瘤干细胞

　　最近，两个新的概念出现在肿瘤生物学中：上皮间质转化（epitheilal-mesenchymal transition，EMT）和肿瘤干细胞（cancer stem cells，CSCs）。EMT不仅赋予细胞迁移和侵袭特征，还可使肿瘤细胞活动自我更新能力而具有干细胞的特性，从而促进CSCs的产生。本节讨论EMT和CSCs之间的联系、EMT获得干细胞特征促进CSCs产生、EMT是形成CSCs的重要环节及二者在干细胞巢中的转化，并分析影响EMT和CSCs的因素。研究EMT在肿瘤发生中的作用，并与CSCs理论相融合，从而可能导致新的肿瘤靶向治疗的发现。

　　最近，在肿瘤生物学中出现了两个新概念：上皮间质转化（epitheilal-mesenchymal transition，EMT）和肿瘤干细胞（cancer stem cells，CSCs）。EMT是上皮细胞转化为具有间质表型细胞的生物学过程，即上皮细胞向间充质细胞转分化的过程，它在人胚胎干细胞分化过程中起着关键作用。这个过程在组织修复再生、器官纤维化和肿瘤发生时重新激活。EMT不仅赋予细胞迁移和侵袭特征，还可使肿瘤细胞活动自我更新能力而具有干细胞的特性，从而促进 CSCs 的产生。然而，随着 CSCs 是否真正存在的疑问，正常组织干细胞和 CSCs 的异同也成为人们争论的热点。肿瘤干细胞是猜测还是现实？研究干细胞、EMT 和 CSCs 的关系，有助于理解干细胞的可塑性和 CSCs 的来源，从而可能导致新的肿瘤靶向治疗的发现。

一、EMT 和 CSCs 之间存在直接的联系

EMT 存在的最有力的证据是上皮特征丧失和细胞表型改变，如上皮表型标志 E-钙黏素缺失，而波形蛋白、N-钙黏素等间充质表型特征分子上调。如同多种肿瘤被认为是从 CSCs 发生而来一样，CSCs 也联系着 EMT。Mani 等研究发现，发生 EMT 的人乳腺上皮细胞可获得间充质特性和干细胞标记物的表达。这些细胞形成乳腺球囊的能力增加，而球囊形成则是乳腺上皮干细胞的特征。另一方面，从人乳腺上皮分离出的干细胞也表达 EMT 标志。这些发现说明 EMT 和上皮干细胞特性获得之间的联系。此前的研究证实，无论是乳腺上皮细胞还是乳腺癌细胞，经历 EMT 后干细胞含量增加。

对拉帕替尼耐受的乳腺癌细胞也发生 EMT，同时乳腺癌干细胞数的比例增加。这也提示 EMT 和 CSCs 之间存在直接的联系。Akatas 等在这一方面做了进一步的研究。他们发现，乳腺癌患者中循环肿瘤细胞（circulating tumor cells，CTC）的存在联系着 CSCs，并且这些细胞也发生 EMT 表型改变。主要表现在大部分 CTC 高表达 CSCs 的标记物（ALDH1）和 EMT 的标记物（Twist1，Akt2，P13Kalpha）。Liu 等的研究显示，P21CIPI 基因减弱乳腺癌 EMT 和 CSCs 的基因表达。

二、经 EMT 过程获得干细胞特征，促进 CSCs 产生

从人正常乳腺组织和乳腺癌中分离出的 $CD44^{hi}/CD24^{lo}$ 细胞经历 EMT 后显著呈现干细胞特征，形成乳腺球囊和肿瘤的能力增加。干细胞特征表现在自我更新能力获得和干细胞标志的表达，如 FOXC2、Snail、Twist 及 Slug 水平增加。Spadema 等继续这一主题的研究，他们的资料证明核 β-catenin 涉及胚胎发育的两个根本过程：EMT 和干细胞形成。异常的核 β-catenin 表达也对肿瘤细胞发挥这两种作用。EMT 和干细胞特征的异常联合可能导致 CSCs 的产生。Dimeo 等的研究提供了自我更新和 EMT 之间的联系。抑制 Wnt 信号通路可减少乳腺癌细胞的自我更新，进而导致 EMT 转录因子 Twist 和 Slug 的抑制。另外，缺氧可影响 EMT 相关基因的表达，进而诱导干细胞表型。这些资料提示经历 EMT 后获得干细胞特征，促进 CSCs 的产生。

三、EMT 是形成 CSCs 的重要环节

用人乳腺肿瘤发生模型，Morel 等研究显示拥有干细胞和形成肿瘤特性的

CSCs 可能来源于乳腺上皮细胞，CSCs 的获得由 EMT 驱动。乳腺上皮细胞通过激活 Ras-MAPK 通路，由 EMT 诱导最终产生乳腺癌 CSCs。EMT 是 CSCs 的"回忆过程"，是形成 CSCs 及肿瘤侵袭转移的重要步骤。ALDH1 是 CSCs 的一个标记物，ALDH1 阳性的 CSCs 中也有 EMT 的证据和同时表达 Snail。然而也有研究认为，Twist 在乳腺细胞中高表达可促进乳腺癌 CSCs 的产生，表现为 CD44^{hi}/CD24^{lo} 和 ALDH1 表达，这个过程并不依赖 EMT。

四、EMT 和 CSCs 在干细胞中巢中的转化

研究者相信，在一个瘤体中可能存在多种表型的细胞，包括 CSCs 的细胞类型比例差异很大。CSCs 可能由 EMT 产生，而且似乎在转移灶中较原发灶中更少。干细胞巢中上皮细胞和 EMT 细胞的转化是干细胞调节的永恒话题，这种调节包括 Wnt、Hedgehog、Notch、P13K 和 BMP 途径。上述调节途径紊乱可激活胚胎发育时的微环境，导致 EMT 或形成 CSCs。

可以推测，干细胞巢提供了肿瘤细胞、上皮细胞、EMT 和 CSCs 相互转化的微环境和决定什么时候上皮细胞转变为间充质细胞。EMT 是分类胚胎不同细胞的公认机制，形成组织损伤时的成纤维细胞和间充质细胞，及启动肿瘤转移时的上皮癌细胞三种类型。不同表型的细胞有不同的功能和结局。有趣的是，经历 EMT 形成间充质细胞，而间充质细胞可去分化转变为间充质干细胞（Mesenchymal stem cells，MSC）。

五、影响 EMT 和 CSCs 的因素

肿瘤上皮细胞的 EMT 常常是不完全和双向的过程，受到多种影响因素的调节。Ras 通路信号调节剂如 ER1、ERK2 和磷脂酰肌醇-3 激酶，作为微环境反应调节剂影响 EMT。新的原癌基因，如 CAMK1 D 扩增、Six1 过表达可诱导 EMT 而促进乳腺癌细胞转移；LMP1 通过 Twist 诱导 EMT 而增强鼻咽癌的转移特性等。Liu 等研究发现，Zeb1 过表达可导致 EMT，相反 Zeb1 突变则引起间质-上皮转化，表现为上皮基因如 E-钙黏素表达和间充质细胞基因如波形蛋白缺失。

Ⅰ型抗原可诱导结肠癌细胞发生 EMT，包括细胞间黏附减少、E-钙黏素和 β-catenin 下调。更重要的是，研究者还发现这部分细胞中结肠癌干细胞标记物 CD133 和 Bmil 表达增加。相似地，Akt1 可促进 β-TGF 诱导的 EMT 和干细胞表型。

EMT 在细胞器官分化和机体形成方面发挥重要作用，也是肿瘤细胞自身塑形的重要标志。CSCs 联系着疾病进展并对现有的治疗方法耐受，这解释了许多肿瘤治疗不敏感的原因。因为 CSCs 是肿瘤发生、发展和转移的关键，治

疗的成败更多决定于这群细胞对治疗的敏感性。这似乎也是 EMT 和 CSCs 的相似点和联系之处。本文综述了最近的研究资料，讨论了 EMT 和 CSCs 之间的联系、EMT 获得干细胞特征促进 CSCs 产生、EMT 是形成 CSCs 的重要环节及二者在干细胞巢中的转化，并分析影响 EMT 和 CSCs 的因素。显然，深入研究 EMT 在肿瘤发生中的作用，并与 CSCs 理论相融合，必将进一步揭开肿瘤发生与发展之谜，并且可能导致新的肿瘤靶向治疗的发现。

第 12 节　aSMase 对肿瘤生长的影响及其应用价值

酸性鞘磷脂酶（acid sphingomyelinase，aSMase）是鞘脂类代谢中一种重要的酶。aSMase 在肿瘤中的研究较少，但已有的研究提示其与肿瘤的发生发展有一定关系。本节总结 aSMase 的激活机制、对肿瘤生长的影响以及 aSMase 的应用价值。

酸性鞘磷脂酶（acid sphingomyelinase，aSMase）是鞘脂类代谢中一种重要的酶，在凋亡、免疫、发育和肿瘤中发挥关键作用。aSMase 主要分布于溶酶体，可以水解质膜表面的鞘磷脂（sphingomyelin，SM）产生神经酰胺（ceramide）。神经酰胺在酸性神经酰胺激酶作用下进一步降解为鞘氨醇，后者磷酸化形成 1-磷酸鞘氨醇（sphingosine 1-phosphase，S1P）。神经酰胺和 S1P 在细胞内相互转化，二者的比值决定了细胞命运，调节凋亡、分化、增殖和细胞迁移。

人们对 aSMase 的最初认识是从一种 aSMase 缺乏的 Niemann-pick 病得到的。通过研究这种罕见疾病，最近发现了启动神经酰胺介导的信号传导中起重要作用的这种酶。虽然 aSMase 是细胞内应激的重要信号通路，但其激活机制尚不清。aSMase 在肿瘤中的研究较少，但已有的研究提示其与肿瘤的发生发展有一定关系。aSMase 可能促进肿瘤内皮细胞凋亡而影响肿瘤的生长。本文就 aSMase 对肿瘤发生发展的影响及其潜在的应用价值做一综述。

一、aSMase 信号通路

aSMase 编码基因位于 11P15.1～15.4，长约 5kb，有 8 个外显子，主要分布于溶酶体，参与细胞膜的翻转过程。aSMase 在外源刺激下能快速活化并释放到细胞表面，水解细胞膜上的 SM，导致神经酰胺迅速上升。aSMase 的激活机制和信号通路尚不清楚。Zeidan 等研究发现，一种新型的蛋白激酶（protein kinase，PKC）——PKC delta 能够磷酸化 aSMase，从而激活 aSMase。PKC delta 可能是 aSMase 激活的一个上游关键激酶。新近研究证明，aSMase 的激活要经过排粒作用由胞内向胞膜的移位，这个过程需要 syntaxin4 蛋白的参与。当 aSMase 激活后产生神经酰胺。神经酰胺在酸性神经酰胺激酶作用下降解为鞘氨醇，后者磷酸化形成 S1P。S1P 和神经酰胺二者发挥相反的作用。神经酰胺具有第二信使的特征，作用于细胞内的靶位点，诱导生长阻滞和凋亡、增殖和分化等多种效应。

神经酰胺是一种细胞增殖负调控因子，抑制细胞生长、促进细胞凋亡；S1P 则抑制细胞凋亡、刺激细胞增殖，二者在细胞内相互转化并形成 ceramide/S1P 生物稳态。S1P 酶（S1Plyase，SPL）在鞘脂类代谢的最后一步催化 S1P 不可逆的降解。SPL 通过一种新的反馈机制增加神经酰胺。研究发现，SPL 可以调节 DNA 修复活性、细胞周期 G2 阻滞的恢复速度和细胞凋亡的程度。

研究发现，富含神经酰胺的胞膜是 aSMase 介导的氧化还原反应信号通路的基础，后者进而激活 JNK。另外，抑制 aSMase 可以减弱胞外信号调节激酶（extracellular signal-regulated kinase，ERK），从而调节 5-羟色胺的摄取；阻断神经酰胺合成酶或 aSMase 激活以减少神经酰胺的形成，可显著减少 ERK 磷酸化。aSMase 通过复杂的代谢途径影响肿瘤的发生发展。

二、aSMase 对肿瘤生长的影响

（一）影响肿瘤内皮细胞凋亡

aSMase 在一定程度上影响肿瘤的内皮细胞凋亡。对肿瘤血管分离纯化的内皮细胞进行照射后，表达 aSMase 的细胞发生凋亡，不表达 aSMase 的细胞则不发生凋亡。将正常的骨髓细胞移植入已失活骨髓的 aSMase 剔除鼠体内，可表达 aSMase 的细胞重新整合入肿瘤血管，恢复肿瘤细胞对辐射的敏感性；反之，将 aSMase 剔除鼠的骨髓移植入已失活骨髓的正常鼠体内会使肿瘤抵抗辐射。说明 aSMase 对辐射诱导的凋亡非常重要。研究证明，aSMase 剔除鼠的微血管内皮细胞凋亡明显减少。aSMase 不仅与电离辐射诱导的凋亡密切相关，一些物质如 Evodiamine 和 α-TEA，诱导的肿瘤细胞凋亡中也有 aSMase 的激活。

（二）调节肿瘤细胞生长

aSMase 会影响肿瘤内皮细胞凋亡，而肿瘤生长又与内皮细胞的凋亡有关，aSMase 进而影响肿瘤的生长。将 MCA/129 纤维肉瘤和 B16F1 黑色素瘤分别移植到 aSMase$^{+/+}$ 和 aSMase$^{-/-}$ 同窝仔鼠体内，移植后，aSMase$^{-/-}$ 仔鼠体内肿瘤生长率比 aSMase$^{+/+}$ 快 $200\%\sim400\%$。研究发现，aSMase$^{-/-}$ 鼠体内肿瘤细胞的生长能力明显高于 aSMase$^{+/+}$ 鼠体内肿瘤。体外研究证明，aSMase 过表达可增加放射治疗的抗肿瘤效应。

（三）调控肿瘤细胞增殖和凋亡

aSMase 参与细胞膜的翻转过程可能是导致细胞出现恶性表型的关键，而

其代谢产物神经酰胺和 S1P 的失衡不仅促使恶变细胞增殖，还能保护凋亡途径被破坏的恶变细胞，从而启动肿瘤发生。S1P 刺激细胞增殖，而神经酰胺促进凋亡，二者的比值决定了细胞的命运。当 S1P 的表达水平增加，神经酰胺减少，则细胞处于增殖活跃而凋亡抑制，肿瘤快速发展。

三、aSMase 的应用价值

（一）aSMase 在凋亡机制中的作用

aSMase 参与 Fas 信号系统传递。Fas 受体可通过激活 aSMase 诱导神经酰胺生成，再引起细胞凋亡。aSMase$^{-/-}$ 细胞在受到 Fas 激活时，神经酰胺的水平不能快速升高，对 Fas 介导的凋亡有明显的抵抗性。当给予正常剂量的神经酰胺后，aSMase$^{-/-}$ 细胞抑制凋亡能力则减弱。这说明决定凋亡的不是 aSMase，而是神经酰胺，aSMase 通过神经酰胺调节细胞对外界刺激的反应。aSMase 可能与 Fas 介导的细胞凋亡有关，这提示 aSMase 在细胞凋亡激活机制的基础研究中有重要价值。

（二）aSMase 是重要的药物靶标

aSMase 抑制剂在几个新的临床治疗领域拥有较好的前景，包括阿尔茨海默病、抑郁症和癌症。尽管 aSMase 对于鞘磷脂平衡和鞘脂类信号通路有重要作用，然而这个酶的潜在和可筛选的抑制剂非常少。越来越多的 aSMase 抑制剂在不同的疾病模型中已经使用并显示可能成为一个有用的药物靶标。Roth 等通过对传统的 aSMase 抑制剂结构修饰，新合成的碳水化合物来源的 aSMase 抑制剂有更好的生物活性。可以推测，aSMase 促动剂可能诱导肿瘤细胞凋亡而成为肿瘤治疗药物的一个新靶标；aSMase 抑制剂的抗凋亡效应可能发挥肿瘤化学预防作用。

（三）aSMase 可作为肿瘤标志物

aSMase 可能促进肿瘤内皮细胞凋亡而影响肿瘤细胞生长，从而推测其可能成为一种新的肿瘤标志。aSMase 可产生两种酶：溶酶体型鞘磷脂酶（lysosomal sphingomyelinase，L-SMase）和分泌型鞘磷脂酶（secretory sphingomyelinase，S-SMase）。研究发现，转染 aSMase 的乳腺癌细胞 MCF7 接受炎性细胞因子、白介素-1β 和肿瘤坏死因子等治疗后，可诱导产生一个时间和剂量依赖的 aSMase 升高。aSMase 产生的神经酰胺可刺激转膜信号通路。重要的是，包括 aSMase 在内的脂类及其下游分子共同构成了一个复杂的脂类信号网络，这个网络的失衡参与了的肿瘤的形成。aSMase 的表达可能成为一个新的肿瘤标志。

（四）aSMase 是有效的肿瘤预后和预测因子

aSMase 对肿瘤发生发展的影响反映在临床应用上是 aSMase 可能成为有

效的肿瘤预后和预测因子。然而 aSMase 在肿瘤中的研究较少，而且仅限于基础研究。Rebillard 等研究证明，aSMase 能调节化疗药物顺铂的毒性反应。这提示 aSMase 可能成为肿瘤疗效的预测因子。Zeidan 等发现，顺铂能诱导 aSMase 短暂的升高并重新分布至质膜。aSMase 敲除后可以保护细胞免受顺铂诱导的细胞骨架的变化。这个研究提示了 aSMase 一个新的肿瘤抑制特性。另外，中性鞘磷脂酶和鞘氨醇激酶可通过控制神经酰胺的形成和下调 Akt 通路调节人结肠癌细胞对奥沙利铂的化疗敏感性。aSMase 在临床上的应用尚待深入研究。

（五）aSMase 的转化性研究

aSMase 抑制剂的临床应用已经有很长一段时间，如三环类抗抑郁药地昔帕明（desipramine）可减少 aSMase，但对其他溶酶体水解酶无明显的抑制作用。新近研发的免疫调节剂 Gilenya 和地昔帕明有相似的抑制机制。维生素 E 通过抑制 aSMase 而降低神经酰胺的合成，阻止神经酰胺在年轻肝细胞中的累积，有望成为一种新的 aSMase 抑制剂。

综上所述，aSMase 能影响肿瘤内皮细胞凋亡和肿瘤细胞生长，调控肿瘤细胞增殖和凋亡，与肿瘤的发生发展相关。然而其在肿瘤发生发展过程中的作用和分子机制尚不清楚，需要进一步的深入研究。但根据目前已有的研究，我们相信 aSMase 有望成为一个潜在的新的肿瘤药物靶标和有效的肿瘤预测及预后因子。

第 13 节　NF-κB 和胃癌

核因子-κB（nuclear factor-kappaB，NF-κB）通路是机体最重要的细胞内信号传导通路之一。NF-κB 失调涉及胃癌的发生发展、浸润转移、治疗和化学预防等方面。靶向 NF-κB 信号通路可能是胃癌治疗和预防的一个有效策略。

转录因子核因子-κB（nuclear factor-kappaB，NF-κB）在几乎所有动物细胞类型中都存在。它涉及机体对各种刺激的细胞反应，包括应激、细胞因子、自由基、射线、氧化剂和微生物抗原，也调节 Bcl-2、Bcl-xl、cIAP、suvivin、TRAF、COX-2、MMP-9、iNOS 和细胞周期调节因子等基因的表达。许多致癌剂、炎症因子和肿瘤促动剂可激活 NF-κB 而致 NF-κB 失调。NF-κB 失调涉及肿瘤发生、发展和耐药。NF-κB 信号通路是最重要的细胞信号传导通路之一，在控制机体免疫功能、炎症、应激、分化、凋亡和细胞存活方面发挥重要作用。最重要的是，最近研究显示 NF-κB 通路在上皮间质转化和肿瘤干细胞方面也起着关键作用。NF-κB 与其他通路的互补和交叉效应则是"致命伴侣"。本文讨论 NF-κB 对胃癌发生发展和浸润转移的影响，以及靶向 NF-κB

通路在胃癌治疗和化学预防中的潜在意义。

一、NF-κB 启动胃癌发生发展

从 NF-κB 发现起，人们就怀疑 NF-κB 涉及肿瘤的发生。在一些实体瘤中也发现 NF-κB 激活，激活的 NF-κB 能上调肿瘤促进因子的表达，如 IL-6、TNG-α 和凋亡抑制基因 BCL-X（L）。NF-κB 通过它的抗凋亡效应在肿瘤形成和肿瘤发展中发挥重要作用。抑制 NF-κB 信号通路可诱导胃癌细胞凋亡和细胞周期阻滞。在肿瘤发生发展中，NF-κB 更可能起着信号通路中的关键连接作用。原癌基因突变后影响 NF-κB 信号通路的上游因子，这些因子激 NF-κB，进一步级联下游效应因子，启动胃癌的发生。Kim 等研究显示，Caspase 相关招募区 6（Caspase-associated recruitment domain 6，CARD6）蛋白在胃癌中的高表达可能联系着 NF-κB 的激活，从而促进胃癌的发生。Nam 等认为 NF-κB 可以上调缺氧诱导因子 1，通过促进肿瘤血管生成而启动胃癌发生。对胃癌标本的 NF-κB 蛋白检测也提示 NF-κB 促进胃癌的发生和发展。

二、NF-κB 促进胃癌浸润转移

胃癌手术切除后局部复发和远处转移是胃癌治疗的主要问题。NF-κB 在这个过程中发挥重要作用。Mao 等研究显示，胃癌临床组织标本中连接组织生长因子（connective tissue growth factor，CTGF）上调。体外试验证明，晚期胃癌细胞 CTGF 的高表达显著增加了肿瘤转移，而 RNA 干扰介导的 CTGF 敲除则显著抑制了细胞转移。这个过程是 CTGF 通过激活 NF-κB 而下调 E-cadherin 促进胃癌浸润转移。相似的研究也发现，G 蛋白亚家族成员蛋白酶激活受体（proteinase-activated receptor-1，PAR1）的表达激活 NF-κB，从而启动胃癌浸润转移。显然，NF-κB 是胃癌浸润转移过程中主要的信号因子，也提示 NF-κB 可能成为抑制胃癌浸润转移的潜在治疗靶标。NF-κB 激活联系着胃癌 Heparanase 基因表达，并和胃癌浸润相关特征如淋巴结浸润、病理分期和浸润深度显著相关。这提示 NF-κB 是胃癌转移的一个主要指标。Wu 等研究证实，幽门螺杆菌通过 NF-κB 介导的通路促进胃癌细胞的侵袭。

三、NF-κB 涉及胃癌的治疗和预后

NF-κB 及其信号通路的上调不仅涉及肿瘤的发生发展，也联系着化疗耐药和放疗耐受。Yu 等证明，NF-κB 在胃癌细胞化疗耐药中发挥重要作用。化疗诱导胃癌 SGC-7901 细胞凋亡和 Akt、NF-κB 激活，而抑制 NF-κB 的活性可以提高化疗效果。因此，靶向 NF-κB 信号通路可能是胃癌化疗的潜在策略。NF-κB 抑制剂咖啡酸苯酯可能是抗胃癌浸润转移的一个新药。NF-κB 抑制剂

可逆转胃癌细胞对长春新碱的耐药，耐药指数由 154.0 降低至 16.5，从而增加化疗的疗效。

NF-κB 也可能是胃癌的预后因素和化疗疗效预测因子。Wu 等研究发现，NF-κB 表达显著联系着胃癌淋巴结转移和 Ⅲ/Ⅳ 期患者的增加。Long 等认为 NF-κB 在胃癌组织中激活并联系着化疗后的整体生存时间。Levidou 等用免疫组织化学法检测了 93 例胃癌患者 NF-κB 的表达。NF-κB 与胃癌分期（$P=0.0388$）、浸润深度（$P=0.0382$）和 Lauren 组织分级（$P=0.0046$）相关。单因素和多因素分析提示 NF-κB 是胃癌的独立预后因素（$P<0.0001$ 和 $P=0.02$）。NF-κB 在 18% 的胃癌患者中表达，早期胃癌患者中表达较高（$P=0.019$）。NF-κB 与胃癌的整体生存期呈正相关（$P=0.0228$）。NF-κB 可能是胃癌的一个新预后因素。

四、NF-κB 联系着胃癌的化学预防

NF-κB 抑制剂可提高抗肿瘤药物的效果或增加敏感性。随着对 NF-κB 活性快速检测技术提高和对 NF-κB 激活机制的理解，许多抑制 NF-κB 激活的药物已经研制出来，尤其是靶向 NF-κB 的自然药物在胃癌的化学预防方面有优势。越来越多的证据显示，抑制 NF-κB 的自然和合成药物在肿瘤预防方面的有效性和安全性。肿瘤靶向预防的 NF-κB 激酶和蛋白酶目前正在研制中。

NF-κB 是一个炎症前转录因子，在肿瘤的发生发展中扮演重要角色。NF-κB 启动可促进肿瘤细胞增殖、存活、转移、炎症、浸润和血管生成的相关基因。人类许多肿瘤都发现了突变型或野生型 NF-κB 的表达，并联系着耐药表型和不良预后。NF-κB 的激活机制并不清楚，可能涉及信号通路缺陷、突变或染色体重排。因此，靶向 NF-κB 信号通路可能是肿瘤治疗和预防的一个有效策略。

NF-κB 激活涉及胃癌发生发展、浸润转移、治疗、预防和预后等各方面。探讨 NF-κB 与胃癌的关系，从而为胃癌的治疗提供新的靶点和新的预测因子。

第 14 节　肿瘤起源的新理论

传统的体细胞突变理论、上皮间质转化和肿瘤干细胞理论并不能回答肿瘤起源的问题。本文总结肿瘤起源的几个新理论，包括胚胎发生、基因组理论、表观遗传记忆、核内周期、线粒体功能异常、环境理论、自噬理论和细胞选择等理论。这些理论的提出可能改变肿瘤治疗的策略。

肿瘤从何而来？这个问题长期以来困扰着大多数理论肿瘤学家。传统的体细胞突变理论、上皮间质转化和肿瘤干细胞理论似乎并不能回答这个问题。本文给出由最近发现和理论进展所提示的答案。这将把我们引向肿瘤起源的最新理论。

一、传统理论

人们对传统的肿瘤起源理论，包括基因突变论、细胞周期理论、肿瘤干细胞假说、免疫逃逸和肿瘤微环境理论产生了越来越多的疑问，这些理论探索了肿瘤发生与发展之谜。

二、新理论

(一) 胚胎发生理论 (embryonic development theory)

胚胎发生与肿瘤发生有相似性，包括基因表达、表观调节、蛋白谱、侵袭行为和其他主要生物行为。人类早期胚胎发育时的基因组不稳定性是促进胚胎细胞肿瘤形成的重要因素。胚胎发育保持基因组稳定所必需的核磷蛋白（nucleophosmin）的失活与癌变有关。Aurora A 在早期胚胎发生中发挥关键作用，其正常表达可维持基因组稳定从而抑制胚胎细胞恶性转化。研究表明，正常胚胎干细胞在一定的微环境中也可形成恶性表型。

(二) 基因组理论 (genome theory)

尽管癌基因突变理论方兴未艾，人们还是对基因突变、表观遗传失调和传导通路改变等肿瘤起源理论产生了疑问。基因组理论似乎更好地解释了体细胞如何进化为肿瘤。肿瘤进化可以概括为以下三个步骤：压力诱导的基因组不稳定、遗传和表观遗传异质性、自然选择介导的基因组突变。肿瘤的发生发展是多阶段进化的过程，核型改变和基因组替换可能起着关键作用。

(三) 表观遗传记忆 (epigenetic memory)

当一个细胞分裂时，它不仅要精确地复制它的基因组，而且要保存从前的基因表达水平。决定基因表达水平的信息并不包含在 DNA 中而来自"表观遗传"（epigenetic）。表观遗传记忆是实现这一活动的基础。这通过几个相互合作的机制来完成，包括组蛋白后转录调节、转录因子、DNA 甲基化和非编码 RNAs。DNA 复制时表观遗传记忆改变可能启动肿瘤发生。

(四) 核内周期 (endocycles)

多倍体和非整倍体是肿瘤细胞的特征之一。核内周期是正常细胞周期的变异形式，细胞只进行 DNA 复制而不发生胞质分裂，形成相同多线染色体的多倍体细胞。通过解析核内周期的作用机制发现，E2F1 这一转录因子在核内周期调控中扮演重要角色。细胞生长率能调控 E2F1 积累的速度，从而控制细胞 DNA 以什么速度复制。

(五) 线粒体功能异常 (mitochondrial dysregulation)

肿瘤细胞中的线粒体数量并没有明显减少，提示肿瘤细胞的线粒体功能是异常的。Shaw 等发现，肿瘤细胞内的功能异常线粒体存在自噬障碍。新近研究发现，当端粒功能失调时，细胞周期检查点缓和，端粒酶促进肿瘤生长。随着端粒酶的减少，肿瘤生长因端粒诱导的检查点恢复而减慢。然而，肿瘤因端粒选择性延长（alterative lengthening of telomeres，ALT）而继续生长。进一步研究显示，ALT 肿瘤 PGC-1β 过表达，可调节线粒体功能而促进肿瘤生长。线粒体糖基化也与肿瘤的发生有关。抑制肿瘤相关的线粒体代谢改变或刺激线粒体膜通透性进而激活肿瘤细胞死亡是一种有希望的治疗方法。

（六）环境理论（field theory）

在一定的环境下，畸胎瘤中正常的胚干细胞可以变为肿瘤，表达恶性表型。外界环境中化学致癌物、病毒感染、体细胞或遗传突变、表观遗传改变常常首先作用于组织干细胞，引起组织干细胞分子损伤或感染，损伤累积可能产生肿瘤细胞或肿瘤干细胞。越来越多的证据显示，炎症微环境有促肿瘤作用。微环境中基质成纤维细胞对癌变与癌进展的作用比以前想象的要大。

（七）自噬理论（autophagy theory）

自噬通过降解衰老或失去功能的细胞器和蛋白质，在维持细胞稳态和基因组完整性方面发挥关键作用。自噬对肿瘤形成也起着重要作用。在肿瘤形成的启动阶段，自噬可以减少细胞器损伤和基因组不稳定而抑制肿瘤发生，自噬障碍往往联系着恶性转化并存在于肿瘤细胞中。另一方面，在已形成的瘤体中，自噬有促肿瘤生长的作用，因为肿瘤细胞在代谢和治疗压力下自噬增强而存活。寻找自噬抑制剂可能成为癌症治疗的新关注点。

（八）细胞选择理论（cell select theory）

按照达尔文自然选择理论，肿瘤启动后便克隆进化，进化过程中可产生新的或多克隆。只有适应微环境的肿瘤细胞亚群才能生存，这就是细胞选择。细胞选择也是肿瘤进化的动力。经过选择而存活的细胞在增殖、血管生成和侵袭行为等更强。新近研究发现，端粒消耗可以引起基因组不稳定，促进肿瘤发生。一旦肿瘤形成，恶性肿瘤克隆常常通过表达端粒酶而重新建立稳定的基因组。

在我们探索肿瘤起源的旅程中，理论肿瘤学家已成为高擎火炬者。本文给出的新理论与一二十年前我们知道的概念大相径庭。然而，即使有了这些新理论，肿瘤学家每天还是被这个问题所困扰：为什么每个患者都有不同的和不能预测的结局？对于肿瘤这个复杂系统，现有的理论既不能改变过去，也不能预测未来。未来发展的模糊理论（chaos theory）或许会是统一理论的候选者。如果能证实的话，它将是人类对癌症之战的终极胜利。

第3章 肿瘤生长的动力

　　肿瘤的生长是一个不断发展的过程，由各种动力来驱动。基因组不稳定、肿瘤微环境、肿瘤干细胞、肿瘤变异和肿瘤代谢异常共同提供了肿瘤生长的动力。其中，基因组不稳定是肿瘤生长的原动力，而肿瘤微环境提供了肿瘤生长的外动力。肿瘤代谢异常和肿瘤变异进一步促进了肿瘤持续生长，肿瘤干细胞（cancer stem cells，CSCs）则成为肿瘤自我更新的源泉。

　　肿瘤不仅建立在特定环境中生存的能力，还可以转移到其他器官获得更多的生存空间，直至生命必需的器官受到严重破坏。癌细胞可通过多种替代途径获得持续增殖的信号。什么力量驱动肿瘤细胞持续生长？基因组不稳定、肿瘤微环境、肿瘤干细胞、肿瘤变异和肿瘤代谢异常共同提供了肿瘤生长和增殖的动力（图7）。

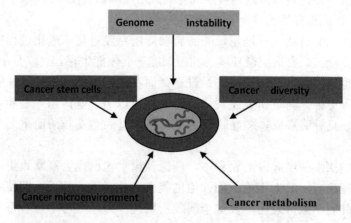

图7　肿瘤生长的动力

一、基因组不稳定是肿瘤生长的原动力

　　肿瘤进化的动力包括三个关键因素：压力诱导的系统动力、遗传和表观遗传的异质性以及自然选择调节的基因组改变。在这里，核型和基因组改变

发挥关键作用。遗传所致的基因组不稳定可能是肿瘤发生的基础，更是肿瘤持续生长的原动力。研究发现保持基因组稳定所必需的核磷蛋白（nucleophosmin）的失活与癌变有关。宿主遗传学背景也可能影响转移潜能，因此应该重新认识宿主本身的遗传特质是转移发生的重要决定因素。基因组的不稳定作为驱动肿瘤形成的原动力，诱导细胞遗传和表观变化。

端粒消耗可引起基因组不稳定，而恶性肿瘤克隆常常通过端粒酶的过表达重新建立不稳定的基因组。基因组不稳定可以启动癌基因激活和抑癌基因失活，扰动肿瘤细胞凋亡、增殖、细胞周期和端粒失调，使肿瘤获得持续生长信号，成为肿瘤生长的"原动力"。

二、肿瘤微环境提供肿瘤生长的外动力

肿瘤微环境构成了肿瘤赖以生长的支架和屏障。例如，微环境中的某些角落会为某些肿瘤细胞亚群提供一个庇护所，从而使这些细胞亚群对治疗产生天然的抵抗。越来越多的证据显示，炎症微环境由促肿瘤作用。实验研究发现，其可影响神经、内分泌和免疫的慢性炎症，可促进肿瘤生长和血管生成。炎症也与肿瘤细胞的增殖、存活、转移和免疫破坏有关，联系炎症与癌症的纽带可能是核转录因子 NF-κB。

被视为肿瘤"第七大标记性特征"的免疫微环境作为肿瘤微环境有机整体的重要组成部分，其所起作用越发受到重视。免疫不仅能消灭癌细胞或抑制它们的生长，还能筛选更适合宿主微环境的癌细胞或建立适宜的肿瘤微环境促进肿瘤生长。

肿瘤缺氧和酸性微环境可能是肿瘤新生血管生成、糖代谢异常和肿瘤播散的关键。Lee 等对肿瘤侵袭转移的动力模型研究证实，缺氧和酸性微环境可以抑制肿瘤增殖，但可促进侵袭表型的转化。另外，微环境中基质成纤维细胞对癌变与癌进展的作用比以前所想象的要大。微环境可控制肿瘤细胞的进展使之处于休眠状态，而改变的微环境又可使肿瘤细胞再度活化。显然，炎症微环境、免疫微环境、肿瘤缺氧和酸性微环境等共同提供了肿瘤生长的"外动力"。

三、肿瘤干细胞是肿瘤生长的暗动力

基于胚胎发育及成体组织的自我更新的理解，设想可能存在特殊的干细胞亚群可产生原发灶和转移灶，并且这些细胞本身对传统疗法耐受。后来发现，可能所有的癌症均存在一小群具有自我更新能力并成瘤的细胞。肿瘤干细胞（cancer stem cells，CSCs）假说预测肿瘤中有一小部分具有干细胞特征的肿瘤细胞，这部分细胞启动和维持肿瘤生长，并与肿瘤转移有关。其机制

是干细胞不对称分裂和自我更新能力的失调节。虽然文献中有 CD133（＋）、CD34（＋）CD38（－）和 CD44（＋）CD24（－）等 CSCs 标记物，但是否为真正的标志物尚无定论。

CSCs 可以启动和维持肿瘤生长。CSCs 很少进入细胞周期，对放化疗抵抗并在肿瘤播散和复发中扮演重要角色。正常分化细胞可产生信号抑制干细胞的分裂和自我更新，而肿瘤细胞必须逃脱这种反馈机制，获得失控的复制。CSCs 模型也显示了肿瘤的侵袭行为和表型异质性，证实了 CSCs 与肿瘤转移有关。毫无疑问，CSCs 的存在构成了肿瘤生长的重要"暗动力"。

四、肿瘤变异是肿瘤生长的强动力

肿瘤细胞总是可以不断变异，建立在特定环境中生存的能力，或转移到其他器官获得更多的生存空间。按照达尔文自然选择理论，肿瘤启动后便克隆进化，经过两次或多次累积变化后形成亚克隆。这种进化过程产生新的或多克隆，导致肿瘤治疗的失败，间接地促进了肿瘤生长。肿瘤细胞突变和选择促进肿瘤进化过程，其结果是肿瘤免疫逃逸。变异的累积因监视系统减弱而加速。肿瘤变异过程中能量代谢的改变也可以增加细胞存活和增殖，这些细胞的能量多来源于糖酵解。

细胞选择是肿瘤进化的动力。进化的结果使肿瘤对微环境的适应。体细胞突变导致细胞基因、遗传和表观遗传的累积变异，产生新的表型。这种新表型在增殖、血管生成和侵袭行为等方面的增加使肿瘤细胞适应能力强，维持或促进肿瘤在不同环境和压力下的持续生长。简单地讲，肿瘤变异使肿瘤变得更强，因此它是肿瘤生长的"强动力"。

五、肿瘤代谢异常是肿瘤生长的内动力

代谢异常与癌症的关系也已引起人们的注意，或许会带来新的惊喜。肿瘤细胞的能量供应主要依赖于无氧糖酵解。丙酮酸激酶作为这一过程的限速酶，含两个异构体，分别为 PK-M1 和 PK-M2。活性低的 PK-M2 无法将糖酵解途径中的中间体全部转化为丙酮酸，导致这些中间体合成丝氨酸进入氨基酸代谢途径，从而促进了肿瘤的生长。

肿瘤细胞中的线粒体数量并没有明显减少，提示肿瘤细胞的线粒体功能是异常的。Shaw 等发现，肿瘤细胞内的功能异常线粒体存在自噬障碍。消除肿瘤细胞的线粒体可能阻断肿瘤生长的动力。另外，肿瘤生长长期处于应激的微环境中，在代谢过程中会产生一系列活性氧簇，包括 O_2^-、H_2O_2、HO_2、OH 等。活性氧簇具有双向调控抗肿瘤细胞凋亡和增殖的作用。阻断肿瘤代谢途径中的关键限速酶或者干预其上游的癌基因或抑癌基因均可在一定程度

上抑制肿瘤的生长。调控肿瘤代谢可能阻断肿瘤生长的"内动力"。

六、结语

　　一个正常细胞完成有侵袭性的癌细胞要经过几年到几十年的过程。基因组不稳定、肿瘤微环境、肿瘤干细胞、肿瘤变异和肿瘤代谢异常分别给肿瘤的生长提供了原动力、外动力、暗动力、强动力和内动力，最终使其破坏重要器官，直至患者死亡。其中，基因组不稳定是肿瘤生长的原动力，炎症、免疫、缺氧和酸性微环境等共同提供了肿瘤生长的外部环境。肿瘤代谢异常和肿瘤变异进一步促进了肿瘤持续生长，CSCs 则成为肿瘤自我更新的源泉，在肿瘤播散和复发中扮演重要角色。研究肿瘤生长的动力可以改变肿瘤防治策略，强调在消灭肿瘤的同时更要注意减弱或阻断肿瘤生长的动力，诱导肿瘤休眠、消退或逆转。

第4章 肿瘤的结局

　　肿瘤发展过程中存在五种结局。它们包括肿瘤死亡、肿瘤抵抗、肿瘤休眠、肿瘤消退和肿瘤逆转。认识这些结局可能改变癌症治疗的策略。

　　最近已悄悄出现值得关注的对癌症治疗战略的争论。对癌症究竟应寻找并消灭之，还是让其生存？消灭肿瘤实际上加速癌抵抗和复发的出现。寻找好的肿瘤结局远比消灭肿瘤更重要。肿瘤生长来自于多个遗传和表观遗传的改变。在宿主-细胞相互作用过程中，经历了免疫消除、免疫平衡和免疫逃逸三个阶段。人们正尝试理解肿瘤细胞与其微环境间相互作用的"语言密码"，最终阻断其相互间的"对话"。机体、微环境和癌细胞三者之间互动的结果决定了肿瘤死亡、抵抗、休眠、消退和逆转的结局。

一、肿瘤死亡 (cancer death)

　　逃脱死亡是肿瘤六大标志之一。然而，细胞死亡仍是肿瘤的最终结局。在过去的20年里，科学家已经理解了机体免疫的宿主保护和肿瘤促进双重作用。免疫系统不仅能消灭癌细胞或抑制它们的生长，还能筛选更适合宿主微环境的癌细胞或建立适宜的肿瘤微环境促进肿瘤生长。肿瘤死亡有凋亡、自噬和坏死三种途径。激活细胞表面的死亡受体促进肿瘤细胞凋亡是一种有前景的治疗策略。研究发现，miR-181a、miR-630和氧化还原蛋白HMGB1可调节细胞死亡和存活。

　　侵袭转移是肿瘤的另一大标志。肿瘤细胞和微环境的互动作用不仅促进侵袭，还诱导肿瘤的远处播散。转移分两个阶段：一个癌细胞移位到远处器官和在转移部位生长为转移瘤。另外，休眠的播散肿瘤细胞（dormant disseminated tumor cells，DTC）可能是转移的起始细胞。DTC最终杀死了肿瘤患者。肿瘤细胞总是可以不断变异，建立在特定环境中生存的能力，或转移到其他器官获得更多的生存空间。侵袭性癌不断增大，侵犯和破坏正常组织血管，直至生命必需的器官受到严重破坏，患者便死亡。肿瘤也随之死亡。

二、肿瘤抵抗（tumor resistance）

虽然肿瘤都来自具有同一遗传基因的细胞，但经过数次的分裂会出现基因的不稳定性。当不同的肿瘤细胞暴露于治疗下，敏感的细胞会凋亡，而不敏感的细胞则继续生长。肿瘤抵抗是治疗失败的主要原因。肿瘤抵抗的另一种形式是侵袭转移。肿瘤失控的复制和自身足够的生长信号必然使肿瘤不断生长并转移到远处器官获得更多的生存空间。另一方面，微环境可改变肿瘤细胞的增殖和侵袭行为。在肿瘤微生态环境下，由于肿瘤细胞的异质性和基因的不稳定性，以及某些器官出现的对转移性癌的敏感性，造成侵袭和转移的发生。Mantovani 等认为，炎症微环境是侵袭转移的重要因素。而炎症中具有重要作用的巨噬细胞，是微环境中促进癌侵袭转移的重要角色。令人惊奇的是，抗血管生成治疗能导致局部侵袭和远处转移的增加，血管生成抑制剂会促进肿瘤播散。

DTC 和肿瘤干细胞（cancer stem cells，CSCs）分别是肿瘤抵抗的潜伏和后备力量。DTC 与其新的微环境相互作用，以获得生长和生存优势，最终逃避休眠并在新的器官中完全形成新的病灶。因为 CSCs 很少进入细胞周期，CSCs 对放化疗抵抗并在肿瘤播散、休眠和复发中扮演重要角色。CSCs 巢对维持 CSCs 有重要作用。

三、肿瘤休眠（tumor dormancy）

肿瘤休眠是指在细胞发展过程中肿瘤长期保持静止和无症状的状态。越来越多的证据显示肿瘤休眠更易出现在肿瘤发生的早期。肿瘤休眠具有无症状、长期处于静止状态和肿瘤大小无变化的特征。血管生成休眠、细胞休眠（G0-G1 期组织）和免疫逃逸是肿瘤休眠的主要因素。一些分子和信号传导通路涉及肿瘤休眠，特别是机体正常的免疫功能状态对维持肿瘤休眠有重要作用。微环境可控制肿瘤细胞的进展使之处于休眠状态。而改变的微环境又可使肿瘤细胞再度活化。肿瘤局部缺氧、肿瘤细胞不能黏附于胞外基质、肿瘤内 CSCs 和非整倍体细胞群也影响着肿瘤休眠。

细胞周期的正常调控受到破坏是癌的核心问题，包括复杂的网络、癌微环境与 DNA 损伤产生的各种应激信号，最终决定细胞的增殖或死亡，所有这些环节都可考虑作为治疗靶点。诱导肿瘤休眠使肿瘤患者长期生存可能成为一种新的肿瘤治疗策略。新近研究发现，靶向 CXCL12 的 miRNA 可诱导乳腺癌细胞处于休眠状态。

四、肿瘤消退（tumor regression）

肿瘤的消退是一种十分罕见而又迷人的生物学行为，估计其发生率可能为十四万分之一。新近报道，非小细胞肺癌脉络膜转移患者玻璃体内注射贝伐单抗（bevacizumab），脉络膜转移病灶完全消退。Wilson 报道了一例脑膜瘤患者在应用贝伐单抗联合紫杉醇（paclitaxel）治疗乳腺癌过程中，患者复发的脑膜瘤消退。这个联合方案未曾用于复发脑膜瘤的治疗。

肿瘤自然消退现象，有部分原因可能是在内源性分化诱导剂影响下，肿瘤自发性分化逆转，但也可能是宿主自身的免疫功能引起肿瘤细胞的杀伤。人们正尝试启动肿瘤消退来治疗癌症。恢复 p53 功能可能导致肿瘤消退。转输遗传工程淋巴细胞后黑色素瘤转移灶消退，转输的细胞 1 年后在血液循环中仍存在。抑癌基因 XAF1 联合肿瘤坏死因子相关凋亡诱导配体可抑制结肠癌生长并启动肿瘤消退。

五、肿瘤逆转（tumor reverssion）

肿瘤逆转是指恶性肿瘤重新分化而向正常方向逆转的现象。Bao 等报告了外胚层干细胞向胚胎干细胞样细胞逆转的现象。目前研究显示肿瘤逆转涉及 SIAH1、TSAP6 和 TCTP 等蛋白。除了在内外分化诱导剂影响下肿瘤逆转外，还有其他形式的肿瘤逆转。Jain 较早提出了使肿瘤血管正常化达到抗血管生成的新概念。如果能诱导肿瘤细胞进入胚胎组织样的正常形态标志，则可能逆转肿瘤的恶性表型，重新向正常细胞演变。另外，改变肿瘤代谢也可逆转肿瘤。

以肿瘤逆转相关蛋白为靶点研究新的抗肿瘤药物是肿瘤治疗新视野。一些分化诱导剂，如全反式维甲酸可以诱导肿瘤重新分化；13-顺式维甲酸的诱导分化治疗，也已进入临床应用。

六、结语

探讨肿瘤的结局使我们认识到治疗肿瘤的视野应更为宽广，不仅可从消灭肿瘤入手，而且还可从提高机体抗癌能力和改造癌的微环境等入手。过去治疗方案的决定主要考虑如何尽可能多地消灭肿瘤，今天则还要考虑如何平衡消灭肿瘤和保存机体这两方面。肿瘤结局的研究具有重要的临床意义，抗血管生成治疗、免疫治疗、抗炎治疗等在肿瘤中的地位或许会更重要。新的癌症治疗目标，如肿瘤相关中性粒细胞，更是需要关注的热点。

第5章　肿瘤的图像

肿瘤究竟是什么样子？本文描述了肿瘤的最新图像。肿瘤是由肿瘤体、微环境和外环境构成的"复杂社会"，具有无开端、无边界和多结局的特征，并由此我们可以预言肿瘤的结局。

人类花费了几千年才从神话的朦胧走向理性的澄明。古罗马时代的 Galen 相信肿瘤是黑胆汁的聚集，直至 1858 年 virchow 的《细胞病理学》使肿瘤学进入科学殿堂，并随之进入亚细胞水平，以及目前的分子生物学和系统生物学的新阶段，肿瘤的图像逐渐清晰起来。根据肿瘤的传统观念，肿瘤由实质和间质构成。实质是肿瘤的主质，由肿瘤细胞组成。间质由结缔组织及血管构成。结缔组织含细胞、纤维及基质。最近的发现和理论把我们引向肿瘤的最新图像，这种图像和传统的，甚至与近一二十年前我们画出的图像大相径庭。

一、肿瘤的发生：无开端

肿瘤的发生有一开端，还是肿瘤起始细胞的随机漫游？肿瘤是机体中肿瘤起始细胞在合适的微环境中失控复制的结果（图 8）。这意味着肿瘤的形成无开端。

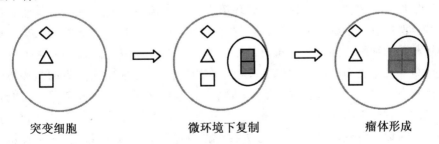

突变细胞　　　　　微环境下复制　　　　　瘤体形成

图 8　肿瘤的系统构成

宿主本身的遗传特质（host "climate"）是肿瘤发生的基础。当细胞复制时，端粒消耗引起基因组不稳定。突变基因通过多代遗传诱导细胞遗传和表

57

观的变化。另一方面，当细胞分裂时，它不仅要精确地复制它的基因组，而且要保存从前的基因表达水平。决定基因表达水平的信息并不包含在 DNA 中而来自表观遗传。表观遗传信息通过 DNA 甲基化等代代相传，这必须逃脱表观遗传重组。表观遗传重组发生在原始的生殖细胞和受精过程。因此，早期胚胎发育维持基因组稳定至关重要。这个过程中关键基因如核磷蛋白（nucleophosmin）的失活与癌变有关。piwi 核苷酸（piwi-interacting nucleotides，PiRNA）可实现表观遗传记忆这种非孟德尔遗传。PiRNA 可以识别外来“基因”并永久沉默。表观遗传记忆改变者不能识别“外来基因”，使病毒等外来基因融入人体基因组并多代相传。这些变化可能产生肿瘤起始细胞。肿瘤起始细胞有肿瘤前期细胞、祖细胞、癌前干细胞和 CSCs 等。目前很难区分上述肿瘤起始细胞的差异，或者也许就是同一细胞的不同阶段。另外，转移潜能的获得是肿瘤进展过程中的早期事件，这一发现与原有的有关转移潜能是进展后期克隆选择而逐渐获得的经典理论不一致，也同样说明了肿瘤的形成无固定开端。

二、肿瘤的发展：无边界

机体中除了存在肿瘤起始细胞外，还有循环肿瘤细胞（circulating tumor cells，CTCs）和播散肿瘤细胞（disseminated tumor cells，DTCs）的存在。肿瘤通过 CTCs 自我播种。DTCs 与其新的微环境相互作用，以获得生长和生存优势，最终逃避休眠并在新的器官中完全形成新的病灶。目前尚不清楚这些稳定不变的播散肿瘤细胞是休眠还是仍有一定的繁殖能力，单个 DTC 是否等同于转移仍有争论。

肿瘤微环境是肿瘤的重要组成部分。肿瘤微环境中包括成纤维细胞、脂肪细胞、淋巴细胞、血管以及一些血液中的细胞。这些“正常”细胞既能对肿瘤细胞释放抑制细胞，也能释放促进信号。此外，肿瘤微环境构成了肿瘤赖以生长的支架和屏障。例如，微环境中的某些角落（niche）会为某些肿瘤细胞亚群提供一个庇护所，从而使这些细胞亚群对治疗产生天然的抵抗。微环境与肿瘤细胞之间是密不可分的功能整体。肿瘤的发生发展并非由上皮细胞或微环境单方面决定，而由二者相互作用所构成的肿瘤-宿主界面微环境的平衡状态所决定。彼此共生共栖，从而实现恶性转化、生长和转移。人们正尝试理解肿瘤细胞与其微环境间相互作用的“语言密码”，最终阻断其相互作用的“对话”。被视为肿瘤“第七大标记性特征”的免疫微环境作为肿瘤微环境有机整体的重要组成部分，其所起作用越发受到重视。免疫不仅能消灭癌细胞或抑制它们的生长，还能筛选更适合宿主微环境的癌细胞或建立适宜的肿瘤微环境促进肿瘤生长。越来越多的证据显示，炎症微环境有促肿瘤发生作用。另外，肿瘤细胞总是可以不断变异，建立在特定环境中生存能力。也只有适应微环境的肿瘤细胞亚群才能生存，这就是细胞选择。

　　肿瘤已不单是突变的癌细胞，更像一个多种细胞类型和成分组成的新器官，与其所处的微环境构成了一个"复杂的社会"。另外，癌症是一种系统生物学疾病。高通量技术和计算模型的广泛应用开启了肿瘤生物学功能和机体研究的新纪元。肿瘤细胞、肿瘤微环境和机体构成了肿瘤无边界的图像（图9）。

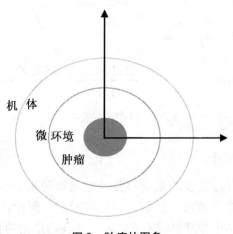

图 9　肿瘤的图象

三、肿瘤的结果：多结局

　　肿瘤发展过程中存在五种结局。它们包括肿瘤死亡、肿瘤抵抗、肿瘤休眠、肿瘤消退和肿瘤逆转。不同的结局随着微环境的改变而相互转化，即休眠可以复活，消退可以"暴胀"，如环无端。血管生成休眠、细胞休眠（G0-G1 期组织）和免疫逃逸是肿瘤休眠的主要因素。一些分子和信号传导通路涉及肿瘤休眠，特别是机体正常的免疫功能状态对维持肿瘤休眠有重要作用。另外，组织微环境和自噬也可调节肿瘤细胞休眠。虽然肿瘤的结局有多个，但概括起来为两个方向：转移或消退（图 10）。

　　肿瘤是一个复杂的系统，以至我们人类的智慧不能预言其行为。然而，量子力学的最新研究提示我们，肿瘤正如粒子一样，不仅有一个单独的历史，而是具有每一可能的历史，每个历史具有自身的概率。我们由此相信，如果我们知道正确的理论并拥有可能的计算能力，便能预见肿瘤的结局。

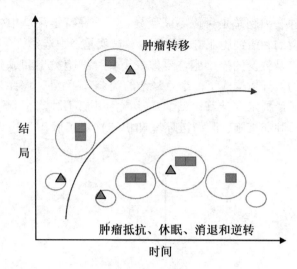

图 10　肿瘤转移或逆转

四、结语

一个细胞变成有侵袭性的癌细胞要经过几年到几十年的过程。由于细胞遗传特性的改变，持续刺激生长信号，细胞增殖、凋亡和分化分离，使其停留在具有自我更新和失控复制的未成熟表型。我们描绘的肿瘤图像由肿瘤体、微环境和外环境构成。肿瘤体主要由肿瘤细胞构成，微环境提供了肿瘤发生发展的环境，而机体中肿瘤起始细胞、DTCs、CTCs 的存在是肿瘤发生发展的源泉。犹如宇宙一样，肿瘤的图像可能是无开端、无边界和多结局的。

第6章 肿瘤的未来

思考肿瘤的未来有助于控制肿瘤。阻断肿瘤生长信号、调控细胞周期、诱导细胞凋亡、抗肿瘤血管生成、截断肿瘤侵袭转移、调变肿瘤微环境和修饰免疫编辑可能是未来肿瘤治疗的重要策略。我们强调调变肿瘤比消灭肿瘤更有效。

目前我们正面临癌症研究的新纪元。从分子水平看癌症，将改进癌的早期发现、癌的分类、癌的监测和治疗水平，为此需要更深入的从生物学角度了解并应用到临床。思考肿瘤的未来可能改变我们对癌症治疗的战略。对癌症究竟应寻找并消灭之，还是让其生存？消灭肿瘤实际上加速癌抵抗和复发的出现。未来癌症治疗不仅可以从消灭肿瘤入手，而且还可从改造癌的微环境和提高机体抗癌能力等入手。从系统生物学看待肿瘤这个"复杂的社会"，将是未来癌症研究的方向。

一、阻断肿瘤生长信号

自身有足够的生长信号是癌症的六大标志之一，因此阻断肿瘤生长信号是对癌症之战的重要策略。针对参与肿瘤发生发展过程的细胞信号转导和其他生物学途径的靶向治疗，其作用靶点包括细胞表面抗原、生长因子受体或细胞内信号传导通路中重要的酶或蛋白质。靶向治疗并不影响 DNA 或 RNA，仅细胞的失控增殖被抑制，使细胞进入休眠状态。分子生物学的进步，找到了不少肿瘤相关的"靶"分子，针对这些分子出现了应用单克隆抗体和其他抑制剂的"分子靶向治疗"，其中针对酪氨酸激酶的抑制剂是重要方向。聚腺苷二磷酸核糖聚合酶抑制剂对 BRCA1 和 BRCA2 基因突变的进展期肿瘤有广阔的应用前景。尽管 EGFR 激酶域癌基因与酪氨酸激酶抑制剂的临床治疗反应强烈相关，但因突变、新生血管形成和下游效应分子激活最终还会耐药。克服耐药和寻找疗效预测因子是未来肿瘤实现个体化治疗的基础。

随着人们对肿瘤信号转导通路的认识及对基因突变的深入了解，将使治疗更加个体化。用 RNA 干扰、用小 RNA 以阻断肿瘤的癌基因将提供特异性治疗的新希望。MiRNAs 的失调联系着肿瘤的发生发展，以 miRNAs 为治疗靶点有巨大潜力。哺乳动物雷帕霉素靶蛋白（mammalian target of rapamycin，mTOR）是控制信号转导的一个关键蛋白激酶，mTOR 通路可能是癌症治疗的一个新靶点。mTOR 抑制剂单独或联合其他抗肿瘤药物对多种类型肿瘤有治疗作用。胚胎发生与肿瘤发生有相似性。胚胎发育保持基因稳定所必需的核磷蛋白（nucleophosmin）的失活与癌症有关。这些蛋白或酶都可能成为癌症治疗的靶点。针对特定靶点的个体化治疗是肿瘤未来的治疗方向。

二、调控细胞周期

足够的生长信号可以导致癌症失控的复制。细胞周期是细胞基本生命活动的枢纽，控制着细胞从静止向复制的转化。调控细胞周期的核心是细胞周期蛋白（cyclins）和细胞周期依赖性蛋白激酶（cyclin-dependent kinase，CDKs）。细胞周期也有保护细胞的作用。当细胞 DNA 损伤时，细胞周期阻滞给了细胞修复 DNA 的机会从而使细胞存活。目前，关于细胞周期调控存在两种观点：一是"qualitative model"，即细胞周期的不同时相需要特异性 cyclins 调节；二是"quantitative model"，也就是不同时相的 cyclins/CDKs 没有本质的差异，只是激酶活性的强度不同而异。就哺乳动物细胞周期而言，倾向于前一观点。

细胞周期的正常调控受到破坏是癌的核心问题，包括复杂的网络、癌微环境与 DNA 损伤产生的各种应激信号，最终决定细胞的增殖或死亡，所有这些环节都可考虑作为治疗靶点。CDKs 无疑是理想的治疗靶点，因为 CDKs 抑制剂能够诱导细胞死亡和阻断转录。目前，几个 CDKs 抑制剂，如 flavopiridol、indisulam、seliciclib，已进入 I、II 期临床试验。细胞分裂周期 7（cell division cycle 7，cdc7）激酶可能成为癌症治疗的新靶点。新近研究发现，抑制癌细胞 cdc7 激酶活性可限制 DNA 复制并诱导细胞凋亡。肿瘤干细胞（cancer stem cells，CSCs）很少进入细胞周期，CSCs 对放化疗抵抗并在肿瘤播散、休眠和复发中扮演重要角色，有望成为治疗靶点。分析 DNA 复制启动机制和分裂驱动蛋白能够提供细胞周期靶向治疗的有效靶点。

三、诱导细胞凋亡

癌的发生，实际上也是"细胞增殖与凋亡失调"的结果。正常细胞都有一定的寿命，届时即"凋亡"，而癌细胞则一直增殖下去。凋亡概念使癌变机制获得新的解析，也为控制癌症提出了新出路。哺乳动物细胞的凋亡分为两个途径：激活细胞表面前凋亡受体信号的外源性途径和破坏线粒体膜完整性的内源性途径。当细胞 DNA 损伤时，细胞周期阻滞并激活 DNA 修复机制。

如果这个过程失败，则激活凋亡受体和（或）线粒体凋亡级联反应，启动细胞凋亡。

凋亡基因家族相关蛋白的抑制剂，或针对 DNA 修复缺陷的相关基因 BRCA 有助于设计毒性较小的靶向治疗剂。启动肿瘤细胞死亡受体（death receptors，DRs）介导的凋亡是癌症治疗的新方法。迄今为止，最佳的 DRs 是 Fas/Apol，肿瘤坏死因子受体（tumor necrosis factor receptor，TNFR）和 TNF 相关的凋亡配体受体（TNF-related apoptosis-inducing ligand receptor，TRAILR）。REAILR 是癌症治疗的最理想选择，因为它可以诱导各类肿瘤细胞凋亡并且对正常细胞无影响。抑制肿瘤相关的线粒体代谢改变或刺激线粒体膜通透性进而激活肿瘤细胞死亡也是有希望的治疗方法。自噬（autophagy）是一种重要的抑癌机制，也是肿瘤细胞面对代谢和治疗压力时的抵抗方式。寻找自噬抑制剂可能成为癌症治疗的新关注点。另外，凋亡抵抗也涉及 CSCs 的存在，CSCs 概念也正影响着我们对实体瘤的未来治疗。

四、抗肿瘤血管生成

控制肿瘤血管生成可以阻抑肿瘤的发展。肿瘤微环境由许多影响血管生成的信号分子和通路构成，理解这些血管生成刺激或抑制因子可以发展新的治疗策略。肿瘤血管生成的状态主要由刺激因子和抑制因子的平衡来决定，如血管内皮生长因子（vascular endothelial growth factor，VEGF）、血小板来源生长因子（platelet-derived growth factor，PDGF）、内皮抑素等。理论上讲，抗肿瘤血管生成的治疗不能彻底根除肿瘤，但可将肿瘤维持在 $1\sim 2mm^3$。要使抗肿瘤血管生成治疗真正成为一种标准的治疗方案，还需要临床与基础研究的更多探索。

VEGF 是诱导血管生成的最有潜力的细胞因子，靶向 VEGF 的人源化单克隆抗体贝伐单抗（bevacizumab）和酪氨酸激酶抑制剂索拉非尼（sorafenib）、舒尼替尼（sunitinib）已经应用临床并证明使肿瘤患者受益。寻找抗血管生成治疗的疗效预测因子可能是这些药物未来发展的关键。PDGF 和 MMP1-PAR1 也可能成为抗血管生成治疗的靶标。

使肿瘤血管正常化达到抗血管生成的新概念，以及用疫苗对抗新生血管的新途径值得关注。另外，抗血管生成治疗可能减少肿瘤免疫耐受，使肿瘤对免疫反应更加有效。因此抗血管生成治疗联合免疫治疗可以发挥较好的治疗效果。然而，事物都有两方面。抗血管生成治疗能导致局部侵袭和远处转移的增加，血管生成抑制剂会促进肿瘤播散。

五、截断肿瘤侵袭转移

宿主遗传学背景可能影响转移潜能，因此应该重新认识宿主本身的遗传特质（host "climate"）是转移发生的重要决定因素。转移潜能的获得是肿瘤进展过程中的早期事件，这一发现与原有的有关转移潜能是进展后期克隆选择而逐渐获得的经典理论不一致。此外，在转移分子标签中发现的许多基因来源于间质，也进一步证实宿主在转移过程中的作用。实验研究发现，其可影响神经、内分泌和免疫的慢性炎症，可促进肿瘤生长和血管生成。缺氧可诱导肿瘤转移已受到重视，而赖氨酸氧化酶与之有关。Fidler 认为肿瘤转移结局依赖于转移细胞及其宿主稳态的相互作用。

基于胚胎发育及成体组织的自我更新的理解，设想可能存在特殊的干细胞亚群（CSCs）可产生原发灶和转移灶，并且这些细胞本身对传统疗法耐受。CSCs 对放疗和化疗均不敏感，可能是肿瘤复发转移的根源。播散肿瘤细胞（DTC）与其新的微环境相互作用，以获得生长和生存优势，最终逃避休眠并在新的器官中完全形成新的病灶。目前尚不清楚这些稳定不变的播散肿瘤细胞是休眠还是仍有一定的繁殖能力，单个 DTC 是否等同于转移仍有争论。MicroRNA 在肿瘤侵袭转移中的作用有两面性，如 microRNA17/20 可抑制侵袭转移，而 microRNA10b 则促进侵袭转移。

成功的转移依赖于转移促进因子和抑制因子的相互作用和平衡。因此截断肿瘤侵袭转移的策略是阻断转移促进因子和增强抑制因子。前者有 HGF/c-Met、AMF、uPA、MMP 和 beta-Catenin，后者包括 NM23、E-cadherin 等。一些抗体和小分子已经设计并进行临床试验。我们正处于一个根据癌的分子病理学特征进行靶向治疗的时代，应考虑针对淋巴结生成、失巢凋亡（anoikis）、肿瘤-宿主与间质相互作用和细胞运动等分子通路的靶向治疗。

六、调变肿瘤微环境

传统的肿瘤研究注重肿瘤细胞本身，试图从肿瘤细胞本身基因与表型改变来解释肿瘤。越来越多的研究表明，作为与肿瘤密不可分的局部微环境对肿瘤进展起着不容忽视的重要作用。微环境与肿瘤细胞之间是密不可分的功能整体。肿瘤的发生发展并非由上皮细胞或微环境单方面决定，而由二者相互作用所构成的肿瘤-宿主界面微环境的平衡状态所决定。彼此共生共栖，从而实现恶性转化、生长和转移。不仅如此，越能适应宿主微环境的肿瘤细胞亚群越易生存。调变免疫微环境成为肿瘤治疗的新靶点。

把肿瘤微环境与肿瘤作为一个整体，在对肿瘤细胞本身进行防治的同时，对肿瘤微环境也要及早干预。Pienta 等提出的"生态治疗"概念，强调调变微环境比消灭肿瘤更有意义。肿瘤微环境构成了肿瘤赖以生长的支架和屏障。例如，微环境中的某些角落（niche）会为某些肿瘤细胞亚群提供一个庇护所，从而使这些细胞亚群对治疗产生天然的抵抗。调变肿瘤微环境可以改变血管生成。因炎症微环境是促癌转移的重要因素，抗炎治疗可能成为未来肿瘤系统治疗的重要组成部分。改善缺氧微环境不仅能抑制肿瘤血管生成，而且在免疫编辑方面亦大有裨益。另外，靶向"CSCs 巢"可能代表一种新的治疗策略；微环境中基质成纤维细胞对癌变与癌进展的作用比以前所想象的要大，从而成为另一个治疗靶点。

七、修饰免疫编辑

被视为肿瘤"第七大标记性特征"的免疫微环境作为肿瘤微环境有机整体的重要组成部分，其所起作用越发受到重视。免疫系统在癌症中有双重作用：不仅能消灭肿瘤从而抑制肿瘤生长，还能筛选肿瘤细胞亚群或建立适宜的肿瘤微环境而促进肿瘤进展。修饰免疫编辑就是打破机体和肿瘤的免疫平衡，实现从免疫耐受到免疫清除的改变。免疫微环境的成分复杂而作用不同，如肿瘤微环境中表达纤维激活蛋白-α 的细胞抑制抗肿瘤免疫，缺氧微环境可诱导肿瘤细胞免疫耐受。

新的治疗是打破免疫耐受并激发抗肿瘤免疫。寻找肿瘤抗原以发展肿瘤特异性免疫治疗是未来方向。增强机体免疫监视并启动、维持肿瘤休眠也是一种新途径。毫无疑问，抗肿瘤疫苗将在不久的未来出现。毁损性治疗如能有效地联合免疫干预，则对逆转肿瘤对治疗的抵抗、减轻免疫抑制程度、消灭少量残存肿瘤，特别是静止肿瘤细胞或 CSCs 具有重要意义。Provenge 的成功是细胞转输治疗一个令人鼓舞的进步。

八、结语

相信肿瘤的未来是消灭肿瘤和调变肿瘤的优化结合。参与肿瘤细胞生长、细胞周期调控、凋亡、侵袭转移等过程的亚细胞分子为靶点的靶向治疗、抗血管治疗、免疫治疗、抗炎治疗等在肿瘤中的地位或许会更重要。分子诊断、分子分型、分子预测基础上的个体化治疗是未来肿瘤研究值得关注的方面。代谢异常与癌症的关系也已引起人们的注意，或许会带来新的惊喜。

肿瘤生物篇

　　肿瘤是由不同类型细胞群组成的异质体，在肿瘤生长信号的刺激下，肿瘤细胞表现出不同的集体行为。作为一个独立的生物系统，肿瘤还表现出抵抗、转移等生物行为。从系统生物学角度看肿瘤，将提供一个新的世界。

第 7 章　肿瘤细胞群

第 1 节　肿瘤的细胞构成

肿瘤是由不同类型细胞群组成的异质体。在这个复杂的"器官"中，包含有标志物和功能不同的肿瘤起始细胞（tumor-initiating cells，TICs）、肿瘤干细胞（cancer stem cells，CSCs）、肿瘤细胞、转移起始细胞（metastasis-initiating cells，MICs）和循环肿瘤细胞（circulating tumor cells，CTCs）。分析这些细胞群的标志和功能可以帮助我们寻找更有效的肿瘤治疗靶点。

肿瘤已不单是突变的癌细胞，更像一个多种细胞类型和成分组成的新器官，与其所处的微环境构成了一个复杂的社会。除了肿瘤细胞外，在瘤体中尚有多种的肿瘤起始细胞（tumor-initiating cells，TICs）、肿瘤干细胞（cancer stem cells，CSCs）、肿瘤细胞、转移起始细胞（metastasis-initiating cells，MICs）和循环肿瘤细胞（circulating tumor cells，CTCs）等细胞类型。这些细胞遗传和表观遗传有差异的肿瘤细胞群是肿瘤异质性的基础，也联系着人类肿瘤的起源、播散、转移和治疗耐受。

一、肿瘤起始细胞

TICs 是启动肿瘤发生的最初细胞，可能是肿瘤前期细胞（cancer precursors）或祖细胞（progenitor cells）。新近研究发现，NF-κB 可以调节 Wnt 信号通路，诱导非干细胞去分化从而获得干细胞样特性，促进肠道肿瘤的发生。这些肠道上皮细胞可能是结肠癌起始细胞。Tang 等报告了食管鳞癌细胞中一个表达 CD90 的细胞群，这个 CD90$^+$ 细胞具有干细胞样特征和致瘤性，可能是食管癌的 TICs。

小肠上皮静态细胞可以重新进入干细胞状态，当肠道损伤后，这些细胞能够增殖并形成由上皮细胞类型构成的细胞克隆，提示表达 Lgr5 的静态细胞可能是肠道肿瘤前期细胞。另一项研究发现，CD10$^+$ 乳腺细胞可能是乳腺癌前期细胞。

内皮祖细胞（endothelial progenitor cells，EPCs）具有内皮细胞和干细胞相似的特征，其作用是在肿瘤发生中促进肿瘤血管生成。EPCs是干细胞的亚型，能够分化为成熟内皮细胞，继而促进肿瘤新生血管形成。其机制是，EPCs从骨髓中迁移至外周血，锚定在肿瘤部位后分泌血管生成因子促进肿瘤血管生成。Orecchioni等发现人脂肪细胞中包含CD34$^+$祖细胞，这些CD34$^+$脂肪祖细胞促进乳腺癌进展和播散。

寻找TICs可能从源头阻断肿瘤的发生发展，Kim等筛选出了与TICs特异结合的核酸探针——TICs适配体，可能成为筛选靶标的新武器。

二、肿瘤干细胞

与肿瘤异质性在肿瘤生长到一定时间后才出现的理论相反，另一学说认为肿瘤的异质性在肿瘤刚形成时即已发生，即CSCs学说。肿瘤中亚克隆（subclones）的维持可能来源于不同CSCs（即CSCs的异质性）的自我更新和复制。CSCs存在于CSCs巢的环境中。例如，在卵巢表面上皮交界区有一肿瘤易感干细胞巢，巢中的细胞表达干细胞和祖细胞标志物，如ALDH1，LGR5，LEF1，CD133和CK6B。Driessens等应用克隆分析证实了的CSCs存在。

CSCs可产生原发癌和转移灶，并且这些细胞本身对传统疗法耐受。新近发现，CD44$^+$ CSCs通过影响肿瘤生长和细胞迁移而促进骨转移。另外，CSCs能够产生血管周细胞，发挥血管功能并促进肿瘤生长。

几个假说讨论了CSCs的起源，其中最主要的有细胞融合和水平基因转移（horizontal gene transfer）理论。另外，干细胞中关键基因突变、祖细胞或分化细胞转化为CSCs和肿瘤微环境对CSCs自我更新和分化的影响等假说也联系着CSCs的起源。Song等证实，miR-22通过沉默TET蛋白酶调节乳腺癌干细胞特性。CSCs的概念令我们对肿瘤起源的认识耳目一新。

三、肿瘤细胞

肿瘤细胞是肿瘤体的重要组成成分。端粒和端粒酶的发现揭示了为何癌细胞可以"永生"，也成为肿瘤细胞的特征之一。端粒缩短影响细胞的增殖，同时也通过诱导染色体不稳定启动肿瘤发生。一旦肿瘤形成，恶性肿瘤克隆又通过表达端粒酶而重新建立稳定的基因组。

肿瘤细胞的不同亚群可能促进肿瘤发生，本身也许就是肿瘤起源细胞。非致瘤性肿瘤细胞可以去分化而形成CSCs，因此瘤体中的CSCs是动态变化的。也有证据显示，并非所有肿瘤都来源于CSCs，更多来自一大群的致瘤细胞。Chen 等筛选出与 CSCs 相似的内源性肿瘤细胞（endogenous tumour cells）群。这些细胞可以促进化疗后的肿瘤细胞继续生长。最近研究发现，正常上皮细胞和肿瘤上皮细胞（neoplastic epithelial cells）可以重新进入干细胞状态引起肿瘤发生。肿瘤并非来自 CSCs，而是来自能够产生 CSCs 的非 CSCs 群。Chaffer 等研究表明，上皮间质转化（epithelial-mesenchymal transition，EMT）关键调控因子 ZEB1 能促进基底乳腺癌细胞转化为乳腺 CSCs。上皮细胞通过激活 Notch 通路促进结肠癌细胞中 CSCs 的形成。

Colmont 等发现，表达 CD200 的人基底细胞癌细胞可以启动肿瘤发生。而骨髓来源细胞（bone marrow-derived cells）可以释放入血液，在远处器官形成一个有利的微环境促进肿瘤细胞的种植。

四、转移起始细胞

基于 CSCs 的概念，有学者提出在瘤体中可能存在一小部分具有形成肿瘤和转移特性的细胞，称之为转移起始细胞（metastasis-initiating cells，MICs）。MICs 在肿瘤生长、转移和播散等方面发挥关键作用。MICs 中常常存在异常信号通路的级联反应，包括 hedgehog、Wnt/beta-catenin、NOTCH 和 CXCR4 等。在 MICs 中存在遗传异质性，播种的转移需要原发肿瘤细胞"司机基因"突变。高醛脱氢酶前列腺癌细胞呈现转移行为并能形成远处转移灶，提示高醛脱氢酶可能是 MICs 的标志物。缺氧诱导因子是 MICs 的关键调节因子，可以调节 MICs 的代谢。

原发 luminal 乳腺癌的 CTCs 中包含着 MICs，这群 MICs 可引起骨、肺和肝转移，包含 MICs 的 CTCs 表达 EPCAM、CD44、CD47、MET。EPCAM$^+$、CD44$^+$、CD47$^+$、MET$^+$ 的 CTCs 数目与转移病灶数量呈正相关。

五、循环肿瘤细胞

在肿瘤转移患者的外周血中，每百万个背景细胞中可找到一个 CTCs。一个 CTCs 可随血流而到新的部位。Heitzer 等应用阵列比较基因组杂交和二代测序方法研究的 CTCs 基因组，证实突变 CTCs 在原发瘤和转移灶细胞克隆中均存在，即使在非转移乳腺癌患者中也能检测到 CTCs。

CTCs 中可能包含肿瘤前期细胞，启动远处转移。这些细胞虽然稀少，但它们可以帮助寻找肿瘤血行播散的细胞途径。CTC 的检测基于上皮细胞黏附分子和角蛋白等上皮标志物。然而，在一定类型肿瘤中，随着肿瘤的播散，这些上皮标志物因为下调从而影响 CTC 的检测。作为干细胞特征标志的 CD133$^+$ 细胞在分离的 CTCs 中也能见到。

一个上皮细胞肿瘤细胞在合适的微环境中可能经过 EMT 而转变成 CSCs，

这个转化使细胞获得干细胞特征并迁移入血液循环中形成 CTCs。

不同的肿瘤细胞构成了肿瘤的异质性（图 11，见书末），因为不同的细胞群标志物有交叉（表 3），细胞群相互之间并无严格的界限。例如，CSCs 本身就是 TICs，CTCs 中也包含着 MICs。分析肿瘤的异质性可以帮助我们针对不同肿瘤细胞分子标志和功能寻找更有效的靶点，阻断肿瘤发生和播散的途径，从而改进治疗的策略。

表 3　肿瘤细胞群

Cell subpopulations	Molecular signature	Roles
Tumor-initiating cells	CD90$^+$、Lgr5、CD10$^+$、CD34$^+$、CD200$^+$	Initiating tumorigenesis
Cancer stem cells	ALDH1、LGR5、LEF1、CD133$^+$、CK6B、CD44$^+$	Promoting development and metastasis of cancer
Cancer cells	Telomeres and telomerase	Replicative immortality
Metastasis-initiating cells	Aldehyde dehydrogenase、EPCAM、CD44$^+$、CD47$^+$、MET	Seeding metastasis
Circulating tumor cells	Epithelial cell adhesion molecule and keratin	A population of blood circulating tumor cells

第 2 节　肿瘤生长信号

肿瘤细胞通过多种细胞内信号和细胞之间信号传递获得持续生长，信号传导有从膜进核和从核向胞外双向传递通路。阻断肿瘤的生长信号从而抑制肿瘤增殖可能是未来肿瘤治疗策略之一。

自身具有足够的生长信号是癌症的六大标志之一。癌细胞通过多种细胞内和细胞间的信号传递获得持续生长信号。近年由于细胞跨膜信号转导机制研究进入肿瘤时代，它从细胞膜与细胞核间的联络通路及其调节机制入手，进一步揭示了细胞恶性演变的本质和癌细胞生长信号的作用。然而，肿瘤生长的信号从哪里来？其传递途径如何？这些问题仍然较模糊。

一、细胞内信号传递

肿瘤本质上是一种基因组处于动态变化中的遗传性疾病。这些遗传学改变部分来自肿瘤细胞本身，而越来越多的证据显示相当一部分基因的不稳定性由肿瘤周围微环境所引起。基因组不稳定可以启动癌基因激活和抑癌基因失活，扰动肿瘤细胞凋亡、增殖、细胞周期和端粒失调，使肿瘤获得持续生长信号。

（一）细胞核内信号

一个典型的肿瘤包含 2～8 个"司机基因（driver gene）"突变，剩余的突变基因是"乘客基因（passenger gene）"。司机基因可分为 12 类信号通路，调节 3 个核心的细胞过程：细胞命运、细胞存活和基因组稳定。染色质不仅仅是肿瘤生长信号的起点。组蛋白修饰改变信号以激活更多的反应而不仅改变基因的转录，这对于完成细胞周期检查点、染色体分离或有丝分裂退出等过程有重要意义。piwi 核苷酸（piwi-interacting nucleotides，PiRNA）可实现表观遗传记忆这种非孟德尔遗传。PiRNA 可以识别外来"基因"并永久沉默。表观遗传记忆改变者不能识别"外来基因"，使病毒等外来基因融入人体基因组并多代相传。

NF-κB 是炎症微环境中一个关键转录因子。NF-κB 信号通路可激活 Wnt 通路，诱导非干细胞去分化或获得干细胞样特征，从而产生肿瘤启动细胞（tumor-initiating cells）。非典型蛋白激酶 Cι/λ（atypical protein kinase Cι/λ，aPKC-ι/λ）是 Hedgehog 信号通路的关键因子，通过激活转录因子 Gli 调节肿瘤的生长。核内周期由 DNA 合成期（S 期）和分裂期（G 期）构成，但无有丝分裂。Zielke 等研究发现，通过改变营养或雷帕霉素靶点信号通路可影响 E2F1 转录因子的翻译，进而改变核内周期的进程。通过解析核内周期的作用机制发现，E2F1 这一转录因子在核内周期调控中扮演重要角色。细胞生长率能调控 E2F1 积累的速度，从而控制细胞 DNA 以什么速度复制。

（二）细胞质信号

胞质是细胞内外信号交汇的枢纽，介导生长信号从核向胞外或从膜进核传递。目前发现几乎所有肿瘤细胞信号通路均有某些成分突变，比如，胞质内与生长关系最密切的 MAPK-ERK 信号通路，其信号上游分子发生突变主要集中在一些酪氨酸激酶，下游信号分子发生突变主要集中在一些胞质信号复合体成分，如 k-ras 和 BRAF 等。无论突变发生在信号通路的哪个成分，其结果均能导致 MAPK-ERK 信号通路的异常激活。

胞质内有多个信号通路的激活为肿瘤的持续生长提供信号，如蛋白激酶 RIPK4 调节 Wnt 信号促进肿瘤生长；胎盘生长因子及其受体 neuropilin1 通过肿瘤来源的 Sonic hedgehog 信号通路促进肿瘤细胞存活。转膜糖蛋白 CD44 是干细胞巢中常见的一个成分，CD44 通过转录后修饰，与透明质酸、细胞外基质分子、生长因子和它们的受体酪氨酸激酶相互作用调节信号转导。新近发现，经典的 G 蛋白信号通路既能在胞质膜上发生，也能在核内体上发生。

（三）线粒体信号

线粒体被认为是 ATP 合成的细胞器，新近研究发现线粒体也涉及细胞信号传递。线粒体可完成多种信号功能，在信号传递中既可发出最初的信号，又可作为转导者和效应者，在决定细胞死亡、免疫和自噬等基本生命活动中扮演重要角色。线粒体中的热休克蛋白 HSP90s 控制肿瘤的生物能量和应急信号。这个过程涉及复杂的信号传递通路，包括 AMP 激酶磷酸化、mTOX 复合物抑制、诱导自噬和内质网非折叠反应等。另外，肿瘤因选择性端粒延长（alterative lengthening of telomeres，ALT）而生长，其机制是 ALT 肿瘤 PGC-1β 过表达，通过调节线粒体功能而促进肿瘤持续生长。

二、细胞间信号传递

（一）细胞与基质信号传递

除了突触和缝隙连接，新近还发现了第三种细胞交流的模式——膜纳米管（membrane nanotube）。膜纳米管通路的功能包括细胞间电偶联、钙信号、小分子交换和细胞器转运等。肿瘤细胞与基质之间黏附的重要分子——整联蛋白（integrin），通过信号转导途径，影响细胞周期、生长与分化，在肿瘤细胞异常增殖和低分化中起着重要作用。细胞表面的整联蛋白分子与其配体结合后，可激活胞内位于细胞膜上的黏着斑激酶（focal adhesion kinase，FAK），产生一系列信号转导，乃至细胞生物学效应的发生。FAK 介导的信号通路可能参与肿瘤发生并促进肿瘤进展。细胞迁移决定了细胞发生、免疫反应和肿瘤转移。在这个过程中，基于整合素的局部黏附可能是最初的细胞动力。另外，肿瘤微环境中有多个信号分子和通路，影响血管生成。另一方面，肿瘤细胞的细胞外间质释放微血管，这些微血管可以传递肿瘤微环境细胞之间的信号。

（二）细胞间信号传递

在真核生物的生命活动中，细胞之间的信息交流显得非常重要。新近发现，一组细胞移动通过细胞接触显示相同的细胞行为并依赖相同的信号传导通路，就像单个细胞一样。这种接触依赖于 E-钙黏素、Wnt-PCP 通路和 Rac1。进一步研究发现，小 GTP 酶 Rab11 可以控制一组细胞的 Rac 水平，导致黏附的多细胞移动结构中单细胞的有序组织。Eisenhoffer 及其同事研究了上皮细胞单层，发现上皮在高度拥挤的区域会将活细胞而不是正在死亡的细胞挤出去，而被挤出去的细胞会因为存活因子的失活而死亡。因此，"细胞挤出"可能用来消除过剩的细胞而抑制肿瘤生长。但在肿瘤细胞中，"挤出"的细胞也可能会促进肿瘤细胞转移。

（三）细胞周期调控信号

在芽酵母中，一个称作有丝分裂退出网络（mitotic exit network，MEN）的信号传递通路控制着细胞周期从有丝分裂向 G1 期的转变。MEN 激酶级联反应通过磷酸化依赖的复合物激活。Mo 等发现趋化因子 CXCR4 受体和它的配体 CXCL12 可以刺激 cyclinD 表达，通过 PI3K 和 β-catenin 信号调控细胞周期，促进肿瘤生长。

三、细胞信号传递的通路

虽然许多研究试图阐明信号传导的生化过程和基因调节通路，但目前仍难理解和预测基因调节定量反应。Neuert 等应用单细胞分析鉴定 DNA 损伤时各种应激信号的基因转录预测模型。这个模型不仅能预见开关基因的激活和多步骤调节，还能预测在不同环境和遗传扰动时细胞的转录动力。

细胞表面的纤毛像一个天线，感受细胞微环境中的物理和化学信号。纤毛膜包含着 Hedgehog、Wnt、Notch、生长因子和整连素、钙黏素家族成员的受体，接受大量来自胞质中的信号。纤毛功能的改变可能促进肿瘤的发生。Wnt/β-catenin 信号在胚胎发育和组织稳态中发挥关键作用，传递从质膜到细胞核的信号。核外体（exosomes）表面携带的 Wnt 蛋白可诱导靶细胞中 Wnt 信号通路的激活，Wnt 蛋白与转运受体 Evi/Wls 结合，传递 Wnt 蛋白由核外至核内体（endosomes）。

肿瘤细胞的各种信号不仅给肿瘤提供持续的生长信号，尚有其他功能。生长信号可以重写肿瘤细胞代谢。研究发现，肿瘤抑制基因 SIRT6 的缺失可以激活肿瘤代谢。肿瘤细胞必须重新调节细胞代谢以满足生长和增殖的需要。虽然和正常细胞的代谢大同小异，但肿瘤中仍有许多遗传和非遗传因素的改变。Ouyang 等发现 Akt-Foxo1 信号通路调控 T 调节细胞功能，肿瘤干细胞和它们转移巢之间的相互作用控制着转移克隆的形成。Malanchi 等发现成纤维细胞表达的细胞外基质成分 periostin 可招募 Wnt 配体，因此增加肿瘤干细胞的 Wnt 信号通路。新近发现，Wnt 信号通路是肠道细胞自我更新和再生的主要驱动力。YAP 蛋白通过抑制 Wnt 信号而限制肠道干细胞扩增和再生。

肿瘤的生物学本质是肿瘤细胞失控的复制。如果能阻断肿瘤的生长信号使其失控增殖被抑制，细胞进入休眠状态，则可能有效地治疗肿瘤。这需要更深入的了解肿瘤细胞内、肿瘤细胞间及肿瘤与微环境之间的复杂生长信号，并最终阻断这些信号的传递。单细胞测序方法为探索肿瘤生长信号提供了新的方法。

第 3 节　肿瘤细胞之间的对话

一个肿瘤细胞的产生并不意味着肿瘤发生。多个肿瘤细胞之间的对话使肿瘤成为一个异常的组织或器官。细胞接触、挤出、纠缠、迁移和变异维持着肿瘤细胞间的有序组织和肿瘤的持续生长。阻断肿瘤细胞之间的对话可能成为新的肿瘤治疗策略。

一个肿瘤细胞的产生并不意味着肿瘤发生。肿瘤已不单是突变的肿瘤细胞，更是一个异常的组织或器官。就像人类社会一样，肿瘤细胞之间相互作用和交流使多个肿瘤细胞构成了有效的整体。单细胞的高度相关性是维持多细胞存在的必要条件。虽然单细胞测序方法可以为肿瘤进化机制研究提供新的方法，但并不能真正揭开肿瘤起源之谜，因为肿瘤是一个异常的组织或器官。单个肿瘤细胞如何沟通交流而构成多细胞的肿瘤组织呢？这主要通过肿瘤细胞之间的对话来实现。

一、细胞接触（cell contact）

著名的"接触抑制"现象在 1954 年被发现，成为正常细胞和恶性细胞的重要行为区别。Abercrombie 最初定义接触抑制为当一个细胞核和另一个细胞接触时，这个细胞的持续运动停止。细胞接触抑制现象消失是导致肿瘤细胞异常增殖的原因之一，其本质为肿瘤细胞与基质之间黏附异常。研究发现，接触抑制是机体内相互作用和限制的结果，而非单独的表面接触。

细胞间连接是维持细胞、组织和器官功能的重要桥梁。在单细胞水平，细胞与细胞之间的粘连和交流由细胞间多种复杂的连接来调节，包括桥粒、缝隙连接等。这使不同的单细胞具有共同或相似的生物学特性和行为。细胞表面的纤毛像一个天线，感受细胞微环境中的物理和化学信号。纤毛膜包含着 Hedgehog、Wnt、Notch、生长因子和整连素、钙黏素家族成员的受体，接受大量来自胞质中的信号。纤毛功能的改变可能促进肿瘤的发生。除了突触和缝隙连接，新近还发现了第三种细胞交流的模式——膜纳米管（membrane nanotube）。膜纳米管通路的功能包括细胞间电偶联、钙信号、小分子交换和细胞器转运等。最近的研究显示，一些细胞能通过纳米大小的脂类双层囊泡直接进行细胞间 RNA 的转运。

在真核生物的生命活动中，细胞之间的信息交流显得非常重要。新近发现，一组细胞移动通过细胞接触显示相同的细胞行为并依赖相同的信号传导通路，就像单个细胞一样。这种接触依赖于 E-钙黏素、Wnt-PCP 通路和Rac1。进一步研究发现，小 GTP 酶 Rab11 可以控制一组细胞的 Rac 水平，导致黏附的多细胞移动结构中单细胞的有序组织。

二、细胞挤出（cell extrusion）

如果一个上皮细胞层要保持其结构并为机体提供一个屏障，它就需要在正在分裂的细胞数量与正在死亡的细胞数量之间维持平衡。这主要通过细胞挤出和细胞竞争（cell competition）来实现。Eisenhoffer 及其同事研究了上皮细胞单层，发现上皮在高度拥挤的区域会将活细胞而不是正在死亡的细胞挤出去，而被挤出去的细胞会因为存活因子的失活而死亡。因此，"细胞挤出"可能用来消除过剩的细胞而抑制肿瘤生长。但在肿瘤细胞中，"挤出"的细胞也可能会促进肿瘤细胞转移。细胞竞争指分裂缓慢的细胞群面对相对生长较快的细胞群时，这些分裂缓慢的细胞通过凋亡形式减少或灭亡。显然，细胞竞争促进了细胞适应和细胞进化。

三、细胞纠缠（cell entanglement）

肿瘤细胞之间也可能通过细胞纠缠相互影响。我们推测，肿瘤遗传特质中包含有两个或多个相互纠缠的细胞，即一个细胞状态变化，生物系统中有相同来源或遗传特质的另一细胞即刻发生相应的状态变化。Tamulis 发现了由两个原细胞（protocell）组成的系统中量子纠缠（quantum entanglement）现象。一个原细胞发生量子纠缠光合转换时，邻近的细胞也出现光合转换。多细胞中量子纠缠现象的存在提示可能有细胞纠缠。Hameroff 认为正常镜像样的有丝分裂通过由微管为基础的中心粒和有丝分裂纺锤体中的量子纠缠和量子黏附来组织。量子黏附和（或）量子纠缠损伤可能引起染色体分配异常、异常分化和失控复制。这最终形成肿瘤。细胞纠缠可能是肿瘤细胞之间最直接的对话。

四、细胞迁移（cell migration）

组织结构和功能的高度有序需要从细胞黏附到邻近细胞或细胞外基质信号的有机整合，从而决定细胞挤出或细胞迁移。细胞迁移决定了细胞发生和肿瘤转移。在这个过程中，基于整合素的局部黏附可能是最初的细胞动力。Borghi 等发现，钙黏素和整合素介导的细胞黏附可以调节细胞运动。另一项研究显示，缝隙连接蛋白 Cx43 和 Cx26 可以刺激新生血管形成而促进肿瘤转移。

肿瘤细胞迁移受五个因素影响：细胞自主运动、细胞交流、细胞间黏附、细胞-基质黏附和上述因素的整合。集体的细胞运动联系着肿瘤的发生和转移。Ramel 等发现小 GTP 酶 Rab11 可以调节细胞之间的交流而影响集体运动。有趣的是，黏附分子 CD44 是肿瘤干细胞的标志物，却能促进肿瘤细胞运动。成纤维细胞在肿瘤发生发展中的作用比我们想象的大。新近发现，成纤维细胞外切体（exosomes）可以启动 Wnt-PCP 信号通路而促进肿瘤细胞的侵袭行为。

五、细胞变异 （cell diversity）

肿瘤细胞之间的相互作用可能导致肿瘤细胞的变异。按照达尔文自然选择理论，肿瘤启动后便克隆进化，经过两次或多次累积变化后形成亚克隆。这种进化过程产生新的或多克隆，导致肿瘤治疗的失败，间接地促进了肿瘤生长。肿瘤细胞总是可以不断变异，建立在特定环境中生存的能力，或转移到其他器官获得更多的生存空间。肿瘤细胞恶性程度的增加也是肿瘤内部不断出现具有不同表型的亚群（subpopulation），有的亚群有较快的生长速度，有的亚群有更强的侵袭性，有的具有更高的转移潜力，有的具有更弱的抗原性以逃避人体的免疫机制，有的亚群对药物敏感性发生改变。细胞变异是肿瘤进化的表现，进化的结果使肿瘤对微环境的适应。除了遗传变异，肿瘤细胞也呈现亚克隆的功能变异，这导致了肿瘤的持续生长和对治疗的耐受。

肿瘤细胞接触、挤出、纠缠、迁移和变异维持着肿瘤细胞之间的有序组织和肿瘤的持续生长。肿瘤是一个复杂的器官，其行为不仅受肿瘤细胞遗传和表观遗传的影响，还受到基质细胞、细胞外基质和局部组织结构等因素影响。细胞之间的交流是协调多细胞类型和功能的关键因素。外切体作为细胞外的信使可以调节细胞间的交流。来源于核内体（endosome）的外切体是小的膜囊泡，可转运蛋白、脂质和核酸而改变受体细胞的生化、信号通路和基因调节。分泌组（secretome）是一个细胞分泌的所有分子的集合，在真核细胞中细胞与细胞之间的交流方面发挥重要作用。肿瘤分泌组的改变影响着肿瘤的进展。阻断肿瘤细胞之间的对话可能成为新的肿瘤治疗策略。

第4节　肿瘤细胞的集体行为

单细胞的高度相关性是维持单细胞存在的必要条件。肿瘤细胞表现出交流、纠缠、选择、竞争、可塑、适应、融合、迁移、种植、变异、进化和退化等不同的集体行为，维持肿瘤作为独立器官的发生和发展。研究肿瘤细胞的集体行为有助于了解"肿瘤社会"的生物属性，改变传统对癌症治疗的策略。

一个肿瘤细胞的产生并不意味着肿瘤发生，单细胞的高度相关性是维持单细胞存在的必要条件。肿瘤的形成涉及肿瘤细胞、细胞外基质、肿瘤血管和免疫细胞的复合进化（co-evolution），其不仅是转化细胞组成的包块，更像是一个独立的器官。肿瘤的生长和转移不仅由肿瘤细胞的遗传改变决定，而且由肿瘤所处的微环境决定。在肿瘤社会里，肿瘤细胞之间、肿瘤细胞与微环境之间相互作用，表现出肿瘤细胞不同的行为。

一、细胞交流

在真核生物的生命活动中，细胞之间的信号交流显得非常重要。对肿瘤而言，肿瘤细胞之间的交流亦然。相邻细胞的相互作用影响从早期胚胎到免疫反应等多个生理过程，当这些相互作用异常时，可能导致肿瘤的发生。细胞内交流决定细胞命运、组织活动和机体的协调。在器官和组织生长期间，细胞之间交流在决定细胞存活方面发挥着关键作用。

在单细胞水平，细胞与细胞之间的粘连和交流由细胞间多种复杂的连接来调节，包括桥粒、缝隙连接等。这使不同的单细胞具有共同或相似的生物学特性和行为。研究发现，一组细胞移动通过细胞接触显示相同的细胞行为并依赖相同的信号传导通路，就像单个细胞一样。这种接触依赖于 E-钙黏素、Wnt-PCP 通路和 Rac1。Ramel 等发现小 GTP 酶 Rab11 可以调节细胞之间的交流而影响集体运动。最近的研究显示，一些细胞能通过纳米大小的脂类双层囊泡直接进行细胞间 RNA 的转运。外切体作为细胞外的信使可以调节细胞间的交流。来源于核内体（endosome）的外切体是小的膜囊泡，可转运蛋白、脂质和核酸而改变受体细胞的生化、信号通路和基因调节。细胞与细胞、细胞与基质之间通过膜受体相互作用促进了多细胞器官的产生。Wang 等通过被称为 TGT（tension gauge tether）的新方法分析配体激活细胞受体时的单分子相互作用，确定上述作用所需的分子力。研究发现，整合素是位于细胞膜上的受体蛋白，当配体分子与之结合后，整合素就会激活并介导细胞黏附。细胞交流是肿瘤细胞其他集体行为的基础。

二、细胞纠缠

肿瘤细胞之间也可能通过细胞纠缠相互影响。Tamulis 发现了由两个原细胞（protocell）组成的系统中量子纠缠（quantum entanglement）现象。一个原细胞发生量子纠缠光合转换时，邻近的细胞也出现光合转换。多细胞中量子纠缠现象的存在提示可能有细胞纠缠。Hameroff 认为正常镜像样的有丝分裂通过由微管为基础的中心粒和有丝分裂纺锤体中的量子纠缠和量子黏附来组织。量子黏附和（或）量子纠缠损伤可能引起染色体分配异常、异常分化和失控复制。这最终形成肿瘤。我们推测，肿瘤遗传特质中包含有两个或多个相互纠缠的细胞，即一个细胞状态变化，生物系统中有相同来源或遗传特质的另一细胞即可发生相应的状态变化。Sellmyer 等建立了观察活细胞群相互靠近的分子影像技术。如果能够检测到肿瘤细胞纠缠的现象，那无疑是肿瘤研究中革命性的突破。

三、细胞选择

一个典型的肿瘤包含 2～8 个"司机基因（driver gene）"突变，剩余的突变基因是"乘客基因（passenger gene）"。司机基因可分为 12 类信号通路，调节 3 个核心的细胞过程：细胞命运、细胞存活和基因组稳定。研究发现，PTEN 基因可以控制肿瘤细胞的形态。细胞选择决定了细胞命运，也反映了肿瘤细胞是肿瘤社会的独立个体。

四、细胞竞争

细胞竞争指分裂缓慢的细胞群面对相对生长较快的细胞群时，这些分裂缓慢的细胞通过凋亡形式减少或灭亡。显然，细胞竞争促进了细胞适应和细胞进化。细胞竞争的结果是在高度拥挤的上皮细胞层会将活细胞而不是正在死亡的细胞挤出去，从而用来消除过剩的细胞而抑制肿瘤生长。但在肿瘤细胞中，"挤出"的细胞也可能会促进肿瘤细胞转移。细胞竞争选择适合细胞参与组织的生长，而不适合的细胞通过诱导凋亡和衰老而消失。

细胞竞争可能在肿瘤形成中发挥重要作用。细胞竞争常常通过肿瘤细胞杀死周围正常细胞而促进自己克隆的生长。但是，在有些情况，细胞竞争可能有肿瘤抑制作用，例如在肿瘤抑制基因突变的细胞群会被野生型细胞杀死。另外，细胞竞争选择在一个组织中适合的细胞调节它的生长和大小。Kareva 等认为，肿瘤通过上调糖酵解和降低微环境中的 pH，利用特异性免疫细胞亚群，控制免疫系统以及抑制细胞毒和抗原呈递细胞。这个过程伴有肿瘤细胞和糖酵解免疫细胞为葡萄糖的竞争，同时也有肿瘤微环境干扰抗原呈递细胞和细胞毒性 T 细胞的成熟和激活。肿瘤附近的酸性微环境也能为肿瘤细胞提供上调的糖酵解。细胞竞争通过调节 Hippo 信号通路抑制肿瘤生长。细胞竞争反映了肿瘤细胞的社会属性。

五、细胞可塑

细胞可塑表现在上皮细胞转化、上皮转化为干细胞及细胞内重构等方面。在胚胎发育时期，一些细胞来源远离其目的地，必须经过长时间旅行。为了移动和侵袭，胚胎上皮细胞必须经历一个上皮转化过程称之为（epithelial-to-mesenchymal transition，EMT）。肿瘤细胞播散至远处器官时也能看到 EMT 现象。另一方面，可逆的过程（间质向上皮转化）也可以分化成器官或形成第二原发肿瘤。最近研究发现，正常和肿瘤上皮细胞重新进入干细胞状态促进肿瘤进展。Chaffer 等证实，乳腺基底细胞癌是具有可塑性的细胞群，其可塑性依赖于一个上皮间质转化的关键转录因子 ZEB1。肿瘤的细胞类型可塑性

也可引起肿瘤起始细胞和非干细胞之间的双向转化。Schwitalla 等发现升高的
NF-κB 可以增强 Wnt 信号通路激活，诱导非干细胞去分化并获得肿瘤起始能
力。分化细胞的表型变异来源于表观遗传而非遗传差异，这可能导致细胞重
新获得多潜能性。

细胞内重构有细胞重组、肿瘤细胞与周围环境重构和代谢重组三方面。
因子诱导的体细胞重组转化为多潜能干细胞（pluripotent stem cells，iPSCs）
的机制尚不清楚。Polo 等应用全基因组分析显示，诱导细胞多潜能性刺激两
个转录过程，一个由 c-Myc/Klf4 驱动，另一个由 Oct4/Sox2/Klf4 驱动。肿
瘤细胞与周围组织的互惠重构不仅导致肿瘤侵袭，也促进了肿瘤播散。这种
重构影响了肿瘤不同侵袭的途径和方式，增加了肿瘤异质性，并最终导致肿
瘤播散转移。代谢重组（metabolic reprogramming）是肿瘤的一个新特征。
新近研究显示，代谢本身可以促进肿瘤发生，通过改变细胞信号通路和阻断
细胞内分化。肿瘤相关代谢改变可以看作是细胞增殖和存活信号的直接反应。
新近研究显示，肿瘤组织中的代谢比我们知道的复杂。尽管肿瘤组织中有糖
酵解，仍存在线粒体有氧代谢。线粒体是肿瘤细胞生物合成的主要部位，氨
基酸代谢在肿瘤形成中发挥重要作用。肿瘤细胞中代谢网络重新构建，导致
营养分配重新组织和定向，这促进了能量需求和生物大分子合成的平衡。Pu-
jadas 等认为，表观遗传能调节细胞内可塑性。

六、细胞适应

肿瘤抵抗机体免疫攻击的策略之一是适应性抵抗，即在宿主免疫系统的
压力下，肿瘤细胞逐渐适应并降低免疫原性（即免疫选择），同时抑制免疫细
胞促进免疫耐受。在营养缺乏时期，代谢适应对维持细胞的存活至关重要。
Leprivier G 等发现真核细胞延长因子 2 激酶（eukaryotic elongation factor 2
kinase，eEF2K）可以促进肿瘤细胞对代谢压力的适应，保护肿瘤细胞在营养
缺乏条件下继续生存。在肿瘤发生发展过程中，诱导自噬压力蛋白 HMGB1
表达，导致肌肉提供葡萄糖作为肿瘤生长的能量来源。增殖细胞中的代谢重
组影响着 T 细胞的命运和融合，也是细胞适应的一种形式。

七、细胞融合

在多细胞生物，细胞融合是形成肌肉、骨骼和胚胎等器官的主要方式，
也影响着肿瘤发生。细胞融合包括三个步骤：竞争（细胞诱导和分化）、接受
（细胞决定、迁移和黏附）和融合（膜形成和胞质融合）。融合蛋白 fusogens
对于膜融合至关重要。因为肿瘤组织和慢性炎症组织相似，推测在肿瘤中，
细胞融合在巨噬细胞、骨髓来源细胞（bone marrow-derived cells，BMDCs）

和肿瘤细胞间普遍存在。细胞融合能够促进肿瘤进展，其机制包括促进肿瘤细胞增殖和转移、增加药物抵抗和抑制凋亡。Dittmar 等强调肿瘤干细胞（cancer stem cells，CSCs）可能来源于肿瘤细胞和 BMDCs 的融合。当肿瘤细胞和正常细胞的融合（例如巨噬细胞和成人干细胞）时，融合细胞获得新的特性，包括转移能力、增殖特性以及抗拒凋亡和耐药能力的增加等。细胞融合可诱导杂合细胞的基因组不稳定和非整倍体，这些细胞对抵抗细胞内的压力有更强的适应能力。细胞融合是表型进化的有效方法，通过随机突变使细胞获得新的特性。另外，细胞融合也可能使有丝分裂后期染色体的重新分配，这个过程促进肿瘤进化。新近研究发现，结肠上皮细胞和巨噬细胞的融合可能改变细胞核型，从而促进细胞的恶性转化。

八、细胞迁移

机体细胞的迁移在肿瘤转移过程中发挥主要作用。Pienta 等提出移民社群（diaspora）的概念阐释肿瘤的转移，指出肿瘤细胞转移受多方面因素的影响：原发肿瘤微环境、单个肿瘤细胞和肿瘤细胞群对微环境的适应、肿瘤细胞在原发部位和转移灶之间迁移的比率以及转移灶的微环境。证据显示，转移起始细胞是肿瘤干细胞或浸润至靶器官重新获得功能状态的细胞。这些细胞休眠或唤醒控制着肿瘤的转移。转移细胞的苏醒受特异性细胞外基质的信号调节，既有 Wnt 和 Notch 正信号，又有 BMP 负信号。另一方面，与远处器官相似的基质信号也影响肿瘤细胞的转移特性。细胞迁移对维持多细胞生物体的有序组织至关重要，可以抑制肿瘤细胞的播散。

细胞迁移决定了细胞发生和肿瘤转移。在这个过程中，基于整合素的局部黏附可能是最初的细胞动力。Borghi 等发现，钙黏素和整合素介导的细胞黏附可以调节细胞运动。有趣的是，黏附分子 CD44 是肿瘤干细胞的标志物，却能促进肿瘤细胞运动。成纤维细胞在肿瘤发生发展中的作用比我们想象的大。新近发现，成纤维细胞外切体（exosomes）可以启动 Wnt-PCP 信号通路而促进肿瘤细胞的侵袭行为，而 Rap1 GTP 酶激活蛋白（Rap1GAP）的缺失促进肿瘤细胞迁移和侵袭。

九、细胞种植

肿瘤进展涉及中性粒细胞在血液和远处器官的种植。但是，循环肿瘤细胞（circulating tumor cells，CTCs）也可能重新在原发肿瘤中生长，这个过程称之为"自我种植（self-seeding）。自我种植通过播种来源因子（seed-derived factors），如化学因子 CXCL1，促进肿瘤生长、血管生成和基质募集。原发肿瘤通过刺激骨髓来源细胞的器官特异性浸润为以后的远处种植做准备。

Granot 等研究表明，中性粒细胞可以在乳腺癌转移细胞到达肺之前已开始累积，从而抑制转移细胞的肺种植。Dondossola 等发现 chromogranin A 能够调节肿瘤的自我种植和播散。在肿瘤患者的血液中发现 CTCs 多意味着肿瘤转移。Heitzer 等应用阵列比较基因组杂交和二代测序方法研究的那个 CTCs 的基因组，证实突变 CTCs 在原发瘤和转移灶细胞克隆中均存在，即使在非转移乳腺癌患者中也能检测到 CTCs。CTCs 可能是肿瘤种植的"种子"。

十、细胞变异

肿瘤细胞总是可以不断变异，建立在特定环境中生存的能力，或转移到其他器官获得更多的生存空间。细胞变异是肿瘤进化的表现，进化的结果使肿瘤对微环境的适应。除了遗传变异，肿瘤细胞也呈现亚克隆的功能变异，这导致了肿瘤的持续生长和对治疗的耐受。同一瘤体内肿瘤细胞表型和功能异质性是遗传变化、环境差异和细胞特性变化的结果。在一些肿瘤内也包含着致瘤肿瘤干细胞分化成非致瘤特性的变化。分化细胞的表型变异来源于表观遗传而非遗传差异，这可能导致细胞重新获得多潜能性。piwi 核苷酸（piwi-interacting nucleotides，PiRNA）可实现表观遗传记忆这种非孟德尔遗传。PiRNA 可以识别外来"基因"并永久沉默。表观遗传记忆改变者不能识别"外来基因"，使病毒等外来基因融入人体基因组并多代相传。

十一、细胞进化

肿瘤常常被认为是无性的进化过程，由基因组和遗传不稳定性所驱动。肿瘤内不断发生着突变、选择和适应的变化。播散肿瘤细胞也具有异质性，这种异质性由选择性克隆扩增所致，并最终获得肿瘤特质。Wu 等提出，不同的转录促进了新基因产生，从而导致基因组的转化。另一方面，转录因子与基因结合又控制基因表达。癌细胞中促成复杂基因组的周期性破坏命名为重组"chromoplexy"，这驱动了肿瘤亚型的形成和肿瘤进化。细胞进化使肿瘤对微环境的适应和亚克隆的形成，这导致了肿瘤的持续生长和对治疗的耐受。

十二、细胞退化

与细胞进化相反，肿瘤细胞也出现退化现象。传统观点认为，肿瘤基因可能激活细胞衰老，癌基因诱导的细胞衰老可能是机体阻止肿瘤发生的保护机制。但是，最近的几项研究发现，在一定的环境下，衰老细胞因为它们的分泌表型促进肿瘤进展。Angelini 等研究发现，HER2 信号通过诱导细胞衰老促进乳腺癌转移。另外，衰老是肿瘤的防护机制却因联系着炎症而促进肿瘤发生，这个抑制或促进肿瘤过程依赖于 p53 激活。CKIα 下调可以诱导衰老相关炎症反应使肿瘤细胞生长阻止，p53 可以使其失去生长控制能力而促进肿瘤生长和侵袭。Hoare 等认为，衰老是细胞自发的一种肿瘤抑制机制，同时也通过衰老相关分泌表型（senescence-associated secretory phenotype, SASP）影响周围癌前细胞促进肿瘤发生。SASP 被 inflammasomes 调节而诱导健康细胞衰老，显示衰老也通过免疫机制抑制肿瘤。损伤细胞的老化不能增殖，这联系着癌症和衰老。Munoz-Espin 等发现在哺乳动物胚胎发育过程存在细胞衰老。细胞衰老依赖于 p21，但与 DNA 损伤、p53 或细胞周期抑制剂无关，通过 TGF-β/SMAD 和 PI3K/FOXO 两条途径调节。发育过程中程序化的细胞衰老可能联系着巨噬细胞浸润、衰老细胞清除以及组织重新构建。损伤诱导的衰老可能是进化的起源。

　　肿瘤细胞的集体行为反映出不同肿瘤作为独立器官的社会属性。肿瘤细胞既通过细胞交流和纠缠而相互竞争、选择、可塑和适应，又可通过细胞迁移、种植寻找更多的生存空间，还能够利用细胞融合不断变异、进化，甚至通过退化促进肿瘤进展和转移。研究不同的肿瘤细胞行为可以从系统生物学角度理解肿瘤的发生发展，帮助我们重新思考对癌症治疗的策略。

第8章 肿瘤的抵抗

第1节 肿瘤抵抗的方式

肿瘤通过多种方式抵抗肿瘤的攻击，这些方式包括肿瘤免疫耐受、肿瘤多药耐药、肿瘤新生血管、肿瘤干细胞和播散肿瘤细胞、细胞融合和代谢、克隆进化等。研究肿瘤的抵抗方式可以改变对癌治疗的策略，强调调变肿瘤比消灭肿瘤更重要。

肿瘤已不单是突变的癌细胞，更像一个多种类型和成分组成的新器官，与其所处的微环境构成了一个复杂的社会。在肿瘤社会里，肿瘤与宿主彼此共生共栖，同时又相互斗争和相互改造。肿瘤通过多种方式抵抗宿主的攻击，因此消灭肿瘤实际上加速癌抵抗和复发的出现。研究肿瘤的抵抗方式，可以改变我们对癌治疗的策略。

一、肿瘤免疫耐受

肿瘤最主要的抵抗方式是免疫耐受（immunological tolerance）。肿瘤只有逃脱机体的免疫攻击才能不断生长。肿瘤内包含淋巴细胞、骨髓来源抑制细胞、巨噬细胞和树突状细胞，这些免疫细胞的失调和损害，帮助了肿瘤细胞免疫逃逸。肿瘤细胞和巨噬细胞相互作用，可促进肿瘤细胞侵袭并进入血管，其机制是破坏细胞外间质和促进肿瘤细胞运动。研究发现，肿瘤微环境中表达纤维激活蛋白-α的细胞抑制抗肿瘤免疫。

肿瘤抵抗机体免疫攻击的另一策略是适应性抵抗，即在宿主免疫系统的压力下，肿瘤细胞逐渐适应并降低免疫原性（即免疫选择），同时抑制免疫细胞促进免疫耐受。新近研究发现，转录因子 BACH2 通过调控 T-细胞分化控制免疫和耐受的平衡。另外，免疫微环境可直接或间接地影响肿瘤的发生发展。其机制包括促进肿瘤血管生成、改变肿瘤的生物学特性、筛选适应微环境的肿瘤细胞存活或建立适宜的肿瘤微环境促进肿瘤进展，甚至可以调节肿瘤干细胞活性。

二、肿瘤多药耐药

肿瘤多药耐药（multidrug resistance）反映了复杂的生物学因素，包括肿瘤异质性、肿瘤生长和分化、凋亡通路和细胞密度等。肿瘤耐药的机制包括药物转运和代谢异常，药物靶标突变和扩增以及遗传改变。肿瘤异质性也与耐药有关，肿瘤中的亚克隆在进化过程中获得了耐药特征。Tanaka 等研究了 MATE 多药转运蛋白的三维结构和作用机制，为发现 MATE 转运蛋白抑制剂提供了基础。肿瘤细胞自噬可能作为适应性反映诱导抗血管生成治疗的耐药，成为 MDR 机制之一。研究显示，CTCs 中特异性药物转运蛋白（drug transporters，MRPs）表达可以预测不同肿瘤类型的预后。表达 MRP1 和 MRP2 的患者接受蒽环类药物较非蒽环类药物治疗更快进展（$P<0.005$）。

肿瘤多药耐药是肿瘤抵抗的主要形式之一。不同的策略可以克服肿瘤的获得性耐药，包括逃脱排出反应的新抗肿瘤药物的应用、MDR 调节剂或化疗增敏剂、多功能纳米药物和 RNA 干扰治疗等。Roesch 等发现，通过阻断线粒体呼吸链，可以逆转内源性的多药耐药。

Lavi 等构建了肿瘤多药耐药的预测模型，该模型整合了遗传和表观遗传变化、肿瘤细胞密度和肿瘤内异质性，可以帮助临床医师设计治疗方案并分析患者治疗反应。也有研究者通过追踪癌症患者血液中的循环肿瘤 DNA（circulating tumour DNA，ctDNA）可以实时观测肿瘤演变及耐药形成。Garnett 等报告了肿瘤治疗敏感和耐药的生物标记，系统的药物基因组学图谱提供了发现新生物标记的平台。ALK 和 EGFR 酪氨酸激酶抑制剂为 EML4-ALK 融合基因阳性和 EGFR 突变肺癌患者提供了较好的治疗反应。Huang 等应用 RNAi 筛选技术鉴定了一个 ALK 和 EGFR 抑制剂反应的决定成分 MED12。研究发现，MED12 通过调节 TGF-β 受体信号控制 ALK 和 EGFR 抑制剂的治疗反应。

三、肿瘤新生血管

肿瘤的生长和播散依赖于肿瘤新生血管，这些新生血管为增殖的肿瘤细胞提供氧和营养物质，从而支持肿瘤细胞的生存和失控的复制。肿瘤微环境中有多个信号分子和通路，影响血管生成。另一方面，肿瘤细胞的细胞外间质释放微血管，这些微血管可以传递肿瘤微环境细胞之间的信号。肿瘤血管生成是肿瘤抵抗机体的重要标志。研究发现，抗血管生成治疗导致局部侵袭和远处转移的增加，血管生成抑制剂会促进肿瘤播散。

四、肿瘤干细胞和循环肿瘤细胞

与肿瘤异质性在肿瘤生长到一定时间后才出现的理论相反，另一学说认为肿瘤的异质性在肿瘤刚形成时即已发生，即肿瘤干细胞（cancer stem cells, CSCs）学说。肿瘤中亚克隆（subclones）的维持可能来源于不同 CSCs（即 CSCs 的异质性）的自我更新和复制。CSCs 可产生原发癌和转移灶，并且这些细胞本身对传统疗法耐受。CSCs 能够产生血管周细胞，发挥血管功能并促进肿瘤生长。

在肿瘤转移患者的外周血中，每百万个背景细胞中可找到一个循环肿瘤细胞（circulating tumor cells, CTCs）。一个 CTCs 可随血流而到新的部位。Heitzer 等应用阵列比较基因组杂交和二代测序方法研究 CTCs 的基因组，证实突变 CTCs 在原发癌和转移灶细胞克隆中均存在，即使在非转移乳腺癌患者中也能检测到 CTCs。CTCs 与其新的微环境相互作用，以获得生长和生存优势，最终逃避休眠并在新的器官中完全形成新的病灶。目前尚不清楚这些稳定不变的循环肿瘤细胞是休眠还是仍有一定的繁殖能力，单个 CTCs 是否等同于转移仍有争论。CSCs 和 CTCs 的存在可能是为肿瘤抵抗储备力量。当肿瘤受到致命打击时，CSCs 和 CTCs 使肿瘤复发和转移成为可能。

五、细胞融合

因为肿瘤组织和慢性炎症组织相似，推测在肿瘤中，细胞融合在巨噬细胞、骨髓来源细胞（bone marrow-derived cells, BMDCs）和肿瘤细胞（或 CSCs）间普遍存在。细胞融合能够促进肿瘤进展，其机制包括促进肿瘤细胞增殖和转移、增加药物抵抗和抑制凋亡。Dittmar 等强调 CSCs 可能来源于肿瘤细胞和 BMDCs 的融合。当肿瘤细胞和正常细胞的融合（例如巨噬细胞和成人干细胞）时，融合细胞获得新的特性，包括转移能力、增殖特性以及抗凋亡和耐药能力的增加等。细胞融合可诱导杂合细胞的基因组不稳定和非整倍体，这些细胞对抵抗细胞内的压力有更强的适应能力。细胞融合是表型进化的有效方法。

六、细胞代谢

肿瘤细胞中有氧糖酵解的持续激活联系着癌基因激活和抑癌基因的缺失，因此促进肿瘤进展。肿瘤细胞的异常代谢是肿瘤抵抗的方式之一。在营养缺乏时期，代谢适应对维持细胞的存活至关重要。Leprivier G 等发现真核细胞延长因子 2 激酶（eukaryotic elongation factor 2 kinase, eEF2K）可以促进肿瘤细胞对代谢压力的适应，保护肿瘤细胞在营养缺乏条件下继续生存。新近研究发现，肿瘤可以利用肌肉组织提供葡萄糖作为肿瘤生长的能量库，其机制是诱导自噬压力蛋白 HMGB1 表达，从而增加葡萄糖和降低丙酮酸激酶水平。

七、克隆进化

超过 50% 的肿瘤细胞都有亚克隆，由于选择性压力或基因突变所致的克隆扩增促进了肿瘤进化。人类肿瘤内异质性反映了肿瘤的进化。肿瘤形成涉及肿瘤细胞、细胞外基质、肿瘤血管和免疫细胞的复合进化（co-evolution）。肿瘤内异质性来源于肿瘤发展中肿瘤亚克隆的形成。除了遗传改变，肿瘤异质性参与了肿瘤的生长和治疗耐受。CTCs 也具有异质性，这种异质性由选择性克隆扩增所致，并最终获得肿瘤特质。测序技术可以发现肿瘤内异质性的特征、监控治疗过程中克隆进化和鉴定临床耐药的出现。谱系追踪和深度测序可应用于肿瘤干细胞模型并有助于了解治疗耐受。

肿瘤不仅是转化上皮细胞组成的包块，更像是一个独立的器官，这个独立的器官通过免疫耐受、多药耐药、新生血管、细胞融合和代谢改变来抵抗机体的攻击，产生 CSCs 和 CTCs 促进肿瘤的复发和转移，并在克隆进化过程中逐渐强大。各种抵抗方式联合发挥作用，使肿瘤在与机体相互斗争中不被消灭。肿瘤抵抗的存在，提示我们调变肿瘤联合消灭肿瘤在肿瘤治疗中的重要意义。

第 2 节 肿瘤的能量代谢重组

肿瘤需要能量代谢重组来维持能量供给与生物需求的平衡。肿瘤细胞重组的能量代谢包括：有氧糖酵解、谷氨酰胺代谢、逆向 Warburg 效应和截断的三羧酸循环。理解肿瘤能量代谢的方式和机制可以帮助发展逆转肿瘤能量代谢的新方法。

肿瘤需要代谢途径的重组来维持生长和生存。为了支持持续增殖，肿瘤细胞需要调整能量代谢以适应生物合成的需要。当大多数正常细胞通过线粒体氧化磷酸化（oxidative phosphorylation，OXPHOS）作为生物能量来源时，肿瘤细胞却更多依赖细胞质的糖酵解，这种转变称为 Warburg 效应。能量代谢重组（reprogramming of energy metabolism）使肿瘤细胞在肿瘤微环境中生存和增殖。一些基因调控着能量代谢的改变，包括对一定物质（如谷氨酰胺）的依赖。另外，缺氧诱导因子（Hypoxia-inducible factors，HIFs）通过改变代谢维持缺氧肿瘤细胞的生存。不仅如此，肿瘤细胞还通过其他途径，如逆向 Warburg 效应和截断的三羧酸循环（truncated tricarboxylic acid cycle），来重组肿瘤的能量代谢。

一、有氧糖酵解

肿瘤细胞能够重组它们的能量代谢，通过上调葡萄糖转运蛋白（glucose transporter，GLUT）增加细胞质对葡萄糖的摄入，进行所谓的"有氧糖酵解"。有氧糖酵解产生的 ATP 较线粒体的 OXPHOS 低 18 倍，为什么肿瘤细胞还采取有氧糖酵解的代谢方式呢？除了糖酵解能够快速产生 ATP 和代谢终产物形成酸性微环境适应肿瘤生存外，一个最主要的原因是重组的能量代谢能够促进肿瘤细胞对营养物质的摄取和合成生物大分子（如核苷、氨基酸和脂质），从而产生一个新的细胞。新的证据支持这个观点：①一些细胞增殖的信号通路同样调节能量代谢；②肿瘤相关基因的改变使肿瘤细胞重组代谢以满足增殖需要而非 ATP。肿瘤细胞通过以下途径进行有氧糖酵解。

（一）线粒体损伤

20 世纪初，Warburg 推测线粒体代谢异常是肿瘤发生的基础。最近研究证实，线粒体形态和代谢在细胞稳态中发挥重要作用。和核 DNA（nuclear DNA，nDNA）一样，线粒体 DNA（mitochondrial DNA，mtDNA）也编码蛋白以维持线粒体的功能。mtDNA 缺乏组蛋白的保护，而且没有有效的损伤修复系统，因此 mtDNA 极易突变。许多研究发现，突变 mtDNA 可影响 OXPHOS 而促进肿瘤形成。多种因素可导致线粒体损伤和功能异常。MYC 基因是人类肿瘤中最易激活的癌基因，MYC 蛋白能够控制肿瘤细胞的代谢重组。Zirath 等发现，抑制 MYC 可以导致肿瘤细胞内脂滴的累积，进而导致线粒体功能异常。小 RNA（microRNAs，miRNAs）能够调节线粒体内的信号通路，从而影响细胞内的能量代谢。研究发现，线粒体功能失常与异常增加的线粒体复制有关，其机制是线粒体单链 DNA 连接蛋白过表达。另外，线粒体渗透性转变（mitochondrial permeability transition，MPT）可以抑制线粒体功能，促进肿瘤 Warburg 效应。理解肿瘤细胞抑制线粒体的机制可能寻找到逆转肿瘤代谢重组的新方法。

（二）关键酶改变

肿瘤细胞高糖酵解活性可能涉及糖酵解酶和 GLU 过表达、OXPHOS 酶系低表达。果糖-1,6 二磷酸酶（FBP1）缺失可以诱导糖酵解和葡萄糖摄入，维持肿瘤细胞在缺氧环境下的 ATP 需要，也可减少氧消耗和线粒体产生的活性氧。这种代谢重组导致了肿瘤细胞具有肿瘤干细胞（cancer stem cell，CSC）样特性，促进了肿瘤发生。异柠檬酸脱氢酶突变可以增加 2-羟基戊二酸，后者改变 α-酮戊二酸依赖的加双氧酶活性，促进肿瘤进展。Keller 等发现 SAICAR 可以刺激丙酮酸激酶异构体 M2 活性从而促进肿瘤细胞在低能量环境下的存活，其机制为增加葡萄糖摄入和乳酸产出，改变细胞内能量水平。肿瘤相关代谢异常不仅限于糖酵解和OXPHOS的失衡，一些代谢关键酶如琥珀酸脱氢酶、延胡索酸水合酶、丙酮酸激酶和异柠檬酸脱氢酶的突变或表达异常均联系着肿瘤发生。

（三）缺氧微环境

癌细胞即使在有氧条件下也是糖酵解占优势。大多数肿瘤因为血管异常都可能存在急慢性缺氧。但是，即使在氧供应充足的条件下，肿瘤细胞仍有较高的糖酵解率。HIFs在肿瘤细胞由线粒体向糖酵解的能量供应转化中发挥重要作用。Gomes等发现核NAD（＋）降低可以诱导一个假性缺氧状态，干扰细胞核和线粒体间的信息交流，促进Warburg代谢重组。

（四）基因组改变

研究发现，基因突变影响的一些信号通路可以调节肿瘤细胞的能量代谢。肿瘤细胞摄取更多的葡萄糖并通过糖酵解进行能量代谢，许多癌基因和抑癌基因调控这个过程。新近发现，BRAF是代谢稳态的主要调节者，通过减弱OXPHOS过程诱导生物能量对肿瘤快速增殖的适应。Haq研究显示，抑制BRAF可以诱导氧化磷酸化过程、线粒体生成和线粒体调节蛋白PGC1α表达。Sebastian等鉴定了抑癌基因SIRT6可以调节肿瘤细胞的有氧糖酵解，也可改变MYC转录活性调节核糖体代谢。肿瘤抑制基因SIRT3缺失可导致肿瘤细胞中活性氧（reactive oxygen species，ROS）和HIF蛋白异常增加，后者可引起细胞内代谢重组和葡萄糖需求增加。Finley等也发现，SIRT3通过调节ROS和HIF控制肿瘤能量代谢重组。TNF受体相关蛋白（TNF receptor-associated protein，TRAP1）富含在线粒体中。Yoshida等研究发现，TRAP1可以调节肿瘤细胞氧化磷酸化和有氧糖酵解的转换。TRAP1缺失可以增强线粒体呼吸功能、脂肪酸氧化以及三羧酸循环中间代谢产物、ATP和活性氧在细胞内的集聚，而葡萄糖代谢抑制。这是TRAP1和线粒体中癌基因c-Src共同作用的结果。

新近相关研究证实，LKB1缺失可以促进代谢重组，表现为增加葡萄糖和谷氨酰胺的摄取和利用，促进细胞大分子生物合成。MPK可以抑制哺乳动物雷帕霉素靶蛋白（mammalian target of rapamycin，mTOR）和脂肪生成，但也能确保肿瘤细胞代谢重组的有效。Lin28a，一种高度保守RNA结合蛋白，可以提高几个代谢酶mRNA的翻译，增加糖酵解和OXPHOS。当转移抑制基因KISS1表达时，有氧糖酵解减弱而线粒体氧化磷酸化增强。另外，KISS1缺失了分泌信号肽（ΔSS），则其抑制侵袭转移功能不复存在，同时肿瘤细胞继续有氧糖酵解。

（五）肿瘤异质性

同一瘤体内肿瘤细胞表型和功能异质性是遗传变化、环境差异和细胞特性变化的结果。肿瘤异质性提示肿瘤内存在不同的代谢表型，而重组的能量代谢可以适应不同肿瘤细胞亚群的需要。

二、谷氨酰胺代谢

肿瘤细胞也通过谷氨酰胺代谢（glutaminolysis）实现合成代谢的目的，而不需要呼吸链过程。谷氨酰胺经转运体 ASCT2 进入细胞后，在谷氨酰胺酶的作用下，水解成谷氨酸和氨。谷氨酸即可形成谷胱甘肽参与人体的氧化还原调节，又可转变成 α-酮戊二酸进入三羧酸循环，为细胞提供中间代谢产物和能量。另外，谷氨酸脂也通过二氢吡咯-5-羧酸转化为脯氨酸，反之亦然。MYC 诱导的细胞反应主要是调节脯氨酸代谢。Myc 基因可以刺激线粒体谷氨酰胺代谢，导致肿瘤对谷氨酰胺的依赖。新近发现，诱导自噬压力蛋白 HMGB1 可以摄取肌肉中的谷氨酰胺为肿瘤细胞提供能量；谷氨酰胺和亮氨酸共同作用通过增强谷氨酰胺代谢和 α-酮戊二酸激活 mTORC1 信号通路，从而调节 mTORC1 通路控制的两个过程：细胞生长和自噬。

除了上述谷氨酰胺代谢途径外，Son 等在胰腺导管腺癌（pancreatic ductal adenocarcinoma，PDAC）细胞中发现了一种特殊谷氨酰胺代谢途径。虽然大部分细胞采用的是谷氨酸脱氢酶（glutamate dehydrogenase，GLUD1）将线粒体中的谷氨酰胺来源的谷氨酸转换成 α-酮戊二酸，后者进入三羧酸循环。但是 PDAC 细胞采用的是一种独特的途径，其中谷氨酰胺来源的天冬氨酸被传递到细胞质中，通过谷草转氨酶（aspartate transaminase，GOT1）转换成草酰乙酸。随后，草酰乙酸转化为苹果酸和丙酮酸，增加 NADPH/NADP＋比率以维持细胞的氧化还原状态。重要的是，PDAC 癌细胞强烈依赖于这一系列反应。如果去除谷氨酰胺，或者这一途径中的任何一种酶遗传缺陷，都将导致活性氧增加和还原型谷胱甘肽减少。研究人员还发现致癌基因 KRAS 参与了谷氨酰胺的这种代谢。

三、逆向 Warburg 效应

研究发现，一些肿瘤中包含有两个不同产能途径的细胞亚群：一个由葡萄糖依赖细胞构成，分泌乳酸；另一个则摄入和应用周围细胞产生的乳酸作为主要能量。曾经认为是糖酵解终产物的乳酸可能是肿瘤发生、维持和转移的主要调节者。新近研究认为，乳酸调节肿瘤细胞代谢反应，而肿瘤细胞能够代谢乳酸作为能量来源并转送乳酸至周围细胞、基质和血管内皮细胞，诱导肿瘤能量代谢重组。Sotgia 等提出了一个理解肿瘤代谢中"Warburg 效应"的新模型。在这个模型中，糖酵解间质细胞产生线粒体的代谢原料（L-乳酸和酮体），转运至具有氧化特性的上皮肿瘤细胞，驱动 OXPHOS 和线粒体代谢。这个代谢方式又称为"反向 Warburg 效应"（reverse Warburg effect），因为是间质细胞应用有氧糖酵解而非肿瘤细胞。与"反向 Warburg 效应"模型一致，转移性乳腺癌细胞 OXPHOS 增强，而邻近的间质细胞是糖酵解和线粒体缺乏。糖酵解基质细胞包括肿瘤相关成纤维细胞、脂肪细胞和炎性细胞。肿瘤相关免疫细胞也通过糖酵解"喂给"线粒体代谢需要的原料，从而解释了炎症如何促进肿瘤发展和播散。

Kennedy 等研究发现，乳腺癌细胞摄取乳酸至有氧肿瘤区域及间质，形成所谓的"代谢共生体"（metabolic symbiont），代谢为 alanine 和谷氨酰胺。这种现象并非肿瘤所特有，它体现了肿瘤利用其他生理机制供其快速生长。缺氧肿瘤细胞排出的乳酸可被邻近亚群肿瘤细胞摄取用作能量来源，进而形成乳酸排出和乳酸利用细胞的代谢共生体。

四、截断的三羧酸循环

某些癌细胞的线粒体不能进行正常的氧化磷酸化，这是因为癌细胞由于呼吸链的损伤，导致线粒体内 ROS 增高。高浓度的 ROS 抑制了顺乌头酸酶活性，导致柠檬酸转运到胞质而分解为草酰乙酸和乙酰辅酶 A，草酰乙酸被还原为苹果酸再被运回到线粒体中，完成三羧酸循环，这个过程称为截断的三羧酸循环。许多肿瘤细胞经历线粒体向糖酵解的代谢转变，并通过截断的三羧酸循环实现肿瘤快速增殖的需要。线粒体损伤所引起的截断三羧酸循环（truncated）是不完全的三羧酸循环，几乎不产生能量，但它却为快速生长的肿瘤细胞提供大量生物合成原料。

谷氨酸也可转变成 α-酮戊二酸进入三羧酸循环，为细胞提供中间代谢产物和能量，这种情况在截断的三羧酸循环中特别明显，主要因缺乏异柠檬酸而显得被动的三羧酸循环注入原料，这种情况又称为 anapleurosis。Anapleurosis 现象提示，谷氨酰胺的使用影响葡萄糖的吸收，降低谷氨酰胺的使用也会降低葡萄糖的使用，因此糖酵解和谷氨酰胺代谢是葡萄糖和谷氨酰胺的相互调节。

理解肿瘤细胞的能量代谢重组可能提供肿瘤治疗的新方法。肿瘤细胞通过激活糖酵解、谷氨酰胺代谢、逆向 Warburg 效应和截断的三羧酸循环等方式重组能量代谢，促进肿瘤细胞的生物合成。许多调控因素也影响肿瘤细胞代谢的多个通路而发挥效应。Vozza 等研究发现，代谢转运蛋白 UCP2 能够调节线粒体中葡萄糖和谷氨酰胺氧化。Maddocks 等发现，p53 通过限制增殖以及将丝氨酸代谢转向谷胱甘肽生成和限制活性氧来帮助肿瘤细胞在丝氨酸耗竭条件下能够生存。PTEN 基因通过 PI3K 通路调控肿瘤代谢重组，并负调节两大肿瘤细胞代谢特征：Warburg 效应和谷氨酰胺代谢。这提示我们，逆转肿瘤的能量代谢重组，使之恢复为正常细胞的能量代谢，虽然是一种有希望的治疗方法，但仍需探索其复杂的重组方式和调控机制。

第 3 节　肿瘤的转化

肿瘤在治疗过程中可能发生转化，包括激素受体、病理类型、基因型和表观遗传改变，甚至肿瘤细胞会转化为肿瘤干细胞。基因组不稳定和肿瘤变异是肿瘤在治疗过程中转化的主要动力。动态分析为靶向耐药治疗决策提供了分子依据。

肿瘤细胞可呈现亚克隆的遗传变异和功能变异，同一瘤体内肿瘤细胞表型和功能的异质性既有遗传变化和环境差异的影响，更多的是细胞特性变化的结果，这导致了肿瘤的持续生长和对治疗的耐受。肿瘤治疗后其特性的转化表现为激素受体、病理类型、基因型和表观遗传变化，以及肿瘤细胞会转化为肿瘤干细胞（cancer stem cells，CSCs）。这种转化为我们研究肿瘤耐药机制和改变肿瘤治疗策略提供了新的策略。

一、激素受体转化

研究发现，接受过内分泌治疗的乳腺癌患者，其雌激素受体（estrogen receptor，ER）更容易从阳性转变为阴性。激素受体（hormone receptor，HR）转化是 HR 阳性乳腺癌患者新辅助化疗后的一个显著特征。Chen 等发现，224 例 HR 阳性 II～III 期乳腺癌患者在接受新辅助化疗后，15.2% 患者HR 由阳性转化为阴性，而且这种转化在 HER2 阳性患者发生概率更高。进一步研究显示，HR 状态转化是较差 DFS 和 OS 的独立预后因素（$P <$ 0.001）。几乎所有 ERα 阳性的转移性乳腺癌患者都可能对内分泌治疗耐药，其机制包括 ERα 表达丢失、共调节因子活性改变以及 ERα 和生长因子信号通路的交叉对话。Merenbakh-Lamin 等通过对 13 例转移性乳腺癌患者的肿瘤相关基因突变分析，发现 5 例对内分泌治疗耐药患者 ERα 突变—538 位点的天冬氨酸转变为甘氨酸（D538G）。重要的是，ERαD538G 突变仅发生在内分泌治疗耐药患者，而原发肿瘤中并未突变。Toy 等通过全基因组分析发现，80例转移性乳腺癌患者中 14 例 ESR1（表达 ER-α）突变，提示激素抗拒性乳腺癌患者 ER 配体连接区域突变是激素治疗耐药的主要原因。另一项研究也支持ESR1 突变激活是乳腺癌激素治疗耐受的关键因素。

二、病理类型变化

病理类型转化主要为接受表皮生长因子受体（epidermal growth factor，

EGFR）酪氨酸激酶抑制剂（tyrosine kinase inhibitors，TKI）治疗的非小细胞肺癌（non-small cell lung cancers，NSCLC）患者转化为小细胞肺癌（small cell lung cancer，SCLC）。Sequist 等分析了 37 例 EGFR 抑制剂耐药的 NSCLC 患者的基因型和组织学变化。研究发现，部分抵抗肿瘤呈现 EGFR 扩增和 PIK3CA 基因突变，另一部分则表现上皮间质转化。令人惊讶的是，5 例患者由 NSCLC 转化为 SCLC，并且对标准的 SCLC 治疗敏感。Kuiper 研究分析了 63 例 TKI 治疗前后的配对标本，发现耐药后 47.6% 的患者出现 T790M 二次突变，1 例出现 KRAS 突变，1 例出现小细胞肺癌形态转变。肿瘤复发是肿瘤致死的主要原因，复发肿瘤治疗的失败部分原因是驱动复发肿瘤生长的基因组改变与原发肿瘤不同。为了证实这个假设，Johnson 等对 23 例原发和复发的神经胶质瘤外显子组进行测序。研究显示，在原发肿瘤发生突变的基因在复发肿瘤中并未发现突变，这些基因包括 TP53、ATRX、SMARCA4 和 BRAF，这提示复发肿瘤可能来源于非常早期的原发肿瘤的种植。10 例接受替莫唑胺治疗的患者中有 6 例由低级别转化为高级别。另一项研究报告了 EGFR-TKI 治疗的耐药机制。155 例接受厄洛替尼或吉非替尼治疗耐药的肺腺癌患者再次接受活检，98% 患者的第二部位发生 EGFR T790M 突变，4 例发生小细胞转化。

三、基因型改变

乳腺癌患者的 HER2 基因状态是变化的，这种变化可能是肿瘤自然进化或治疗诱导的结果。化疗后，化疗药物诱导的细胞倍性改变可能导致 HER2 变化。Valent 等应用荧光原位杂交检测了接受三苯氧胺治疗前后乳腺癌患者的 HER2 状态，大多数患者（91%）在诊断时和治疗后均为阴性，9% 患者 HER2 阴性患者经过新辅助化疗后 HER2 基因拷贝数增加。这种拷贝数增加并非真正的基因扩增，而是细胞多倍化的结果。非小细胞肺癌患者接受化疗后 EGFR 突变率会降低，异质性肿瘤细胞群中存在 EGFR 突变亚克隆的患者治疗反应更好。Bai 等研究发现，264 例接受一线化疗的晚期肺癌患者的 EGFR 突变率由化疗前的 34.5% 降至化疗后的 23.1%；63 例 Ⅱb～Ⅲb 期肺癌新辅助化疗前后的 EGFR 由 34.9% 变为 19.0%，两组均有显著差异。

肿瘤异质性来源于肿瘤进展过程中不同亚克隆的进化，化疗可能促进某些微小或休眠的细胞克隆占优势。除了基因变异，肿瘤细胞也呈现遗传性功能改变，这可能促进了肿瘤生长和耐药的形成。对雌激素抵抗是乳腺癌治疗的最大挑战。研究发现，TANK 链接激酶 1 通过磷酸化雌激素受体 α 导致乳腺癌患者对三苯氧胺耐药。PIK3CA 突变也可以诱导抗 HER2 治疗的耐药。

四、表观遗传改变

抗癌治疗过程中出现的获得性耐药既有宿主微环境的因素,又有肿瘤细胞遗传和表观遗传的改变,进化理论可以帮助我们理解肿瘤细胞亚群耐药突变的过程。染色质重塑对乳腺癌内分泌治疗耐药发挥重要作用。研究发现,耐药乳腺癌细胞 NOTCH 信号通路激活,而传统的 ERα 通路因表观遗传改变而关闭。雌激素导致乳腺癌细胞中发生迅速的表观遗传变化。雌激素停止使用或用抗癌药物阿霉素治疗都会导致人类乳腺癌细胞中的甲基集团从特定基因的调节区域被移除,这种治疗启动了一个完整的循环事件:脱甲基化作用使沉默的基因启动,再甲基化作用又将其关闭,这个循环本身每 1.5 小时重复一次。另外,肿瘤可能借助一些独立于雌激素的表观遗传机制来抑制HOXC10 基因,导致肿瘤 DNA 永久改变,这使得肿瘤对芳香酶抑制剂耐药而能够继续生长。

五、肿瘤细胞转化为肿瘤干细胞

基因损伤所引起的基因组不稳定性,可以导致普通肿瘤细胞变成干细胞样肿瘤细胞。EGFR -TKI 获得性耐药是肺癌治疗面临的瓶颈。Shien 研究了EGFR 突变肺癌对 EGFR-TKI 耐药的分子和细胞图谱。研究显示,TKI 耐药的亚克隆细胞株不仅呈现 EMT 特征,也获得干细胞样特性,包括黏附脱氢酶异构体 1(ALDH1A1)过表达、侧细胞群和自我更新能力增加。对拉帕替尼耐受的乳腺癌细胞也发生 EMT,同时乳腺癌干细胞数的比例增加。进一步研究发现,转录因子 ZEB1 能将非侵袭性的基底乳腺癌细胞转化为高度恶性的肿瘤干细胞。

治疗导致肿瘤特性变化的机制尚不明确。普遍的观点认为,肿瘤基因组不稳定和肿瘤变异是导致肿瘤转化的主要原因。研究发现,乳腺癌化疗前后细胞表型和基因型的异质性变化是耐药的重要机制。另外,乳腺癌细胞亚群有时候会相互协作帮助肿瘤生长。

研究肿瘤治疗前后的转化有重要的临床意义。肿瘤转化提示我们,肿瘤治疗是动态变化的。在肿瘤治疗过程中,肿瘤的激素受体状态或基因型可能发生转化,随之其治疗也应调整,从而实现真正的"精准治疗"。肿瘤转化的现象也是肿瘤生态学的表现。当我们把构成肿瘤的细胞看作危险的物种,那么肿瘤的弱点就显而易见了。物种的消失是一个复杂的现象,往往是生态和进化相互作用的结果。肿瘤和其他物种一样,包含着内在的群体动力,这提示我们从肿瘤生态学角度治疗肿瘤的可能。总之,动态分析为靶向耐药治疗决策提供了分子依据。

第 4 节　肿瘤的印记

即使原发肿瘤被消灭了，但其痕迹依然存在。循环肿瘤细胞、干细胞、遗传特质和记忆蛋白是肿瘤存在的印记，这些肿瘤印记是肿瘤复发转移的根源。探寻肿瘤的印记可能寻找到根治肿瘤的策略。

即使是早期肿瘤手术完整切除，绝大多数肿瘤仍会复发或转移。这使我们提出一个假说，即肿瘤拥有印记（cancer imprinting）。虽然原发肿瘤被消灭了，但其痕迹仍在人体存在。肿瘤印记是麻烦的记忆，也成为肿瘤不能根治的根源。本文探讨肿瘤可能存在的印记，为理解肿瘤的特性提供新的视野。

一、循环肿瘤细胞

即使在未见转移的肿瘤患者外周血中也可能找到循环肿瘤细胞（circulating tumor cells，CTCs）。对 CTCs 的认识尚有诸多争论，如游离的 CTCs 是否有转移能力？是否能形成转移灶？但 CTCs 无疑是肿瘤存在的印记。一个上皮肿瘤细胞在合适的微环境中可能经过上皮间质转化（epithelial-mesenchymal transition，EMT）而转变成肿瘤干细胞（cancer stem cells，CSCs），这个转化使细胞获得干细胞特征并迁移入血液循环中形成 CTCs。Yu 等发现，CTCs 中有间质细胞存在，表达 EMT 调节因子，如 TGF-β 传导通路成分和 FOXC1 转录因子。原发肿瘤细胞也可能通过细胞挤出（cell extrusion）的方式播散入血而形成 CTCs。CTCs 随后在器官组织中种植并克隆增殖。为了逃避休眠或在新的器官中完全形成新的病灶，CTCs 必须能够与其新的微环境相互作用，以获得生长和生成优势。肿瘤细胞也可表达归巢因子受体，识别转移微环境基质中的配体。有证据显示，一些原发肿瘤在 CTCs 到达转移巢（premetastatic niche）前已经诱导了一个"肥沃的土壤"供肿瘤细胞种植生长。CTCs 也可能重新在原发肿瘤中生长，这个过程称之为"自我种植（self-seeding）。自我种植模型挑战着传统的肿瘤转移观点，即 CTCs 能够多向移动，不仅在远处部位而且在原发灶种植。自我种植通过播种来源因子，如化学因子 CXCL1，促进肿瘤生长、血管生成和基质募集。CTCs 成为肿瘤最重要的印记。

二、干细胞

肿瘤患者体内的干细胞具有肿瘤的遗传记忆和表观遗传记忆。虽然原发肿瘤消失了，但具有记忆的干细胞在合适的环境下可能被激活，或直接形成肿瘤细胞，或转化为 CSCs。干细胞可能是麻烦的记忆。研究发现，体细胞核转移和转录因子重组可使成人细胞转化为胚胎状态，并产生多潜能干细胞，这两种重组方法通过不同的机制重新设定基因组甲基化和表观遗传修饰，从而影响基因表达。研究发现，不同来源的多潜能干细胞有不同的性能。核转移来源的多潜能干细胞与因子诱导的多潜能干细胞相比，前者的甲基化和分化与传统的胚胎干细胞更相似，这可能是因为保留了原组织的表观遗传记忆。因此，表观遗传记忆可能决定了细胞命运。表观遗传记忆改变的干细胞成为肿瘤的印记之一。

三、遗传特质

采用基因组和蛋白质组学技术提示，癌转移相关分子可从癌细胞中寻找，还可从肿瘤血管内皮寻找，甚至在癌周围的正常组织中找到。最近研究发现，宿主遗传背景可能影响转移潜能，也即宿主本身的遗传特质（host "climate"）是转移发生的重要决定因素。基因图谱分析也支持肿瘤转移潜能的获得是肿瘤的早期事件，是肿瘤的内在特质。这种遗传特质即使在肿瘤消除后，其周围的正常组织依然存在，这可能构成了肿瘤的基础印记。

Hon 等研究显示，胚胎发育时的表观遗传记忆在成人组织中仍有保存。表观遗传信息通过 DNA 甲基化等代代相传，这必须逃脱表观遗传重组。表观遗传重组发生在原始的生殖细胞和受精过程。piwi 核苷酸（piwi-interacting nucleotides，PiRNA）可实现表观遗传记忆这种非孟德尔遗传。PiRNA 可以识别外来"基因"并永久沉默。表观遗传记忆改变者不能识别"外来基因"，使病毒等外来基因融入人体基因组并多代相传。同样，表观遗传记忆改变者也可使肿瘤相关基因代代相传，成为肿瘤复发转移的根源。

四、记忆蛋白

记忆之所以能够长期储存，是因为神经系统中存在一类能够在没有 DNA 或者 RNA 的情况下自我复制的蛋白质，能将自身特性一直延续下去，并指导神经细胞维持某个特定的突触连接方式。肿瘤中似乎也存在这种记忆蛋白。微肿瘤残留病灶或微转移灶中记忆蛋白保存了肿瘤的特性和痕迹。胞浆多腺苷化绑定蛋白（cytoplasmic polyadenylationelement-binding proteins，CPEBs）在肿瘤病因学和高级认知功能方面发挥重要作用，其特征和功能与记忆蛋白相似。研究发现，CPEB4 在转移性肿瘤中高表达，是一个潜在的肿瘤转移生物标记物。另外，CPEB1 可以调节肿瘤细胞迁移。这似乎提示，肿瘤中 CPEBs 存储了肿瘤的特征，也是肿瘤的印记之一。

人体对肿瘤的记忆成为肿瘤不能根除的原因。CTCs、干细胞、遗传特质和记忆蛋白是几个重要的肿瘤印记形式。只有深刻理解了肿瘤的印记，才能从根源上寻找到治疗肿瘤的策略，并最终消灭肿瘤。

第9章 肿瘤的转移

第1节 肿瘤转移的理论

转移是肿瘤自然病程中的关键事件。从较早的"种子—土壤"学说和"转移瀑布"学说，经过肿瘤干细胞（cancer stem cells，CSCs）、遗传特质、微环境、自噬和循环肿瘤细胞（circulating tumor cells，CTC）理论，直至最近的自我种植、细胞纠缠和细胞挤出假说，肿瘤转移理论从不同层次理解肿瘤的转移行为，这为抗肿瘤转移提供了新的策略。

转移是肿瘤自然病程中的关键事件。尽管人们对侵袭转移过程的认识有了很多进展，但对肿瘤转移的生物学机制尚有许多不明之处。高通量技术的发展，促进了转移相关分子的研究。体内显微成像及定量技术的发展，为研究这一"隐秘"过程带来了希望。物理学和工程学方法的进步正帮助研究者阻止肿瘤的播散。从较早的"种子—土壤"学说和"转移瀑布"学说，经过肿瘤干细胞（cancer stem cells，CSCs）、遗传特质、微环境、自噬和循环肿瘤细胞（circulating tumor cells，CTC）理论，直至最近的自我种植、细胞纠缠和细胞挤出假说，肿瘤转移理论为我们打开了一扇扇理解肿瘤转移生物学机制的大门。

一、"种子—土壤"学说

1889 年，Paget 提出了"种子-土壤"学说，认为肿瘤转移是转移的肿瘤细胞（种子）在适宜的"土壤"中生长和发展的结果。近年的研究进一步为这一学说提供了证据。宿主器官微环境及其与肿瘤细胞间的相互作用，在转移靶向性选择方面发挥了重要作用。目前几个假说尝试理解肿瘤转移的起源，如上皮间质转化（epithelial mesenchymal transition，EMT）、干细胞累积突变和巨噬细胞浸润等。转移的巨噬细胞起源可看作是"种子-土壤"学说的现代理解。

二、"转移瀑布"学说

1976 年，Bross 和 Blumenson 提出了著名的"转移瀑布"学说，即肿瘤的转移过程是一个复杂、动态的连续生物学过程，该过程由数个相对独立的步骤组成。近年来的研究认为这个过程包括：肿瘤血管生成、肿瘤细胞的分离脱落、肿瘤细胞的运动性和趋化性、细胞外基质的黏附和降解、肿瘤细胞侵入血液循环及转运、肿瘤细胞的捕获与逸出、逸出循环后的生长调控与器官选择性。Valastyan 等认为转移是多步骤的细胞生物过程，也称之为"侵袭转移级联反应"，每一步骤都涉及肿瘤细胞遗传和（或）表观遗传的改变。新近研究发现，结肠癌遗传和表观遗传的改变联系着淋巴结和肝转移。显然，淋巴结和肝转移是转移的不同过程，因为远处的肝转移有较淋巴结转移更多的分子改变和异质性。

三、肿瘤干细胞理论

基于对胚胎器官发生及成体组织的自我更新能力的理解，设想可能存在特殊的干细胞亚群——可产生原发癌和转移灶，并且这些细胞本身对传统疗法耐受。CSCs 可直接或间接地促进转移，并影响着转移的器官靶向性选择。研究显示，CSCs 的几个特征与转移有关，包括迁移、侵袭和对凋亡的抵抗。CSCs 能根据自己的需要控制原发部位和远处器官的基质细胞，诱导一个适宜的微环境有利于其生存。

四、遗传特质理论

癌转移的潜能来自原发癌，而不完全是癌进展过程中通过克隆筛选而逐步获得。采用基因组和蛋白质组学技术提示，癌转移相关分子可从癌细胞中寻找，还可从肿瘤血管内皮寻找，甚至在癌周围的正常组织中找到。因此，转移潜能的获得是肿瘤进展过程中的早期事件。这一发现与原有的有关转移潜能是进展后期克隆选择而逐渐获得的经典理论不一致。最近研究发现，宿主遗传背景可能影响转移潜能，也即宿主本身的遗传特质（host "climate"）是转移发生的重要决定因素。基因图谱分析支持肿瘤转移潜能的获得是肿瘤的早期事件，是肿瘤的内在特质。

五、微环境理论

转移潜能不仅是癌细胞本身的问题，还受微环境的显著影响。肿瘤细胞自己可诱导一个许可环境（a permissive niche），除了诱导间质巨噬细胞和成纤维细胞的蛋白水解酶、刺激血管生成外，甚至可提供一个选择性压力，促进间质细胞突变。肿瘤微环境是肿瘤转移的主要驱动者。新近研究发现，酸性、炎症和缺氧微环境均可促进肿瘤的侵袭转移。进一步研究发现，炎性细胞因子 MIF 通过诱导肿瘤微环境中的髓性抑制细胞促进肿瘤生长和转移。SHARP1 是三阴乳腺癌侵袭转移最重要的调节因子，可通过降解缺氧诱导因子而抑制乳腺癌转移。另外，肿瘤微环境中的成纤维细胞在肿瘤侵袭转移中的作用比想象的大。成纤维细胞外切体（exosomes）激活 wnt-PCP 信号通路驱动乳腺癌细胞侵袭。

六、自噬理论

目前的证据显示，自噬（autophagy）可以抑制肿瘤形成，特别是在肿瘤启动的早期。但是在肿瘤进展过程中，自噬可以促进肿瘤存活，其机制可能是肿瘤微环境诱导自噬，而自噬可以促进肿瘤细胞转移以寻求更多的生存空间。新近研究发现，自噬可以逃脱 T 细胞介导的免疫监视而促进肿瘤转移。Li 等证实自噬可以激活 EMT 而促进肝细胞癌侵袭。

七、循环肿瘤细胞理论

近年来，由于相关检测循环中播散肿瘤细胞（circulating tumor cell，CTC）技术的发展，已渐认识到 CTC 的重要意义。越来越多的证据显示外周血、淋巴结或骨髓中存在肿瘤细胞是预后不良的指标。Chambers 等应用活体视频显微技术对体内肿瘤转移过程进行一系列研究，发现已进入血液循环中的肿瘤细胞，超过 80％能够存活并在远隔部位穿出血管壁。转移的几个理论包括克隆选择理论、CSCs 理论等逐渐被大家熟知，而 CTC 的概念打开了认识肿瘤转移过程的一扇新窗口。Heitzer 等应用二代测序仪和阵列比较基因组杂交，通过单个 CTC 测定肿瘤基因组。研究发现，发生在 CTC 的突变也可以在原发瘤和转移灶的细胞克隆中见到。Yu 等发现乳腺癌 CTC 呈现上皮和间质成分的动态变化。另外，肿瘤转移也是 CTC 和宿主微环境"对话"的结果。

八、自我种植假说

Comen 等提出了"自我种植（self-seeding）的转移新理论。自我种植模型挑战着传统的转移理论。越来越多的证据显示，CTC 可多向转移，不仅在远处部位也可在原发部位种植。我们推测，在遗传所致基因组不稳定基础上，胚胎干细胞累积突变形成肿瘤起始细胞。这些肿瘤起始细胞在人体的外周血、淋巴结或骨髓中随机漫游，当遇到合适的微环境后，这些肿瘤起始细胞停滞并逃脱免疫攻击，逐渐形成肿瘤。肿瘤体刺激肿瘤微环境形成，后者为肿瘤提供足够的营养并促进转移。或许。转移只是肿瘤起始细胞在多个适宜微环境中的生长。

九、细胞纠缠理论

我们推测，肿瘤遗传特质中包含有两个或多个相互纠缠的细胞，即一个细胞状态变化，生物系统中有相同来源或遗传特质的另一细胞即刻发生相应的状态变化。这完全颠覆了经典的肿瘤转移克隆选择理论。当一个组织或器官的局部细胞发生癌变时，其他部位的细胞也同时转化为癌细胞并失控复制，形成"转移瘤"，即不同部位细胞相互影响导致肿瘤转移。Tamulis 发现了由两个原细胞（protocell）组成的系统中量子纠缠（quantum entanglement）现象。一个原细胞发生量子纠缠光合转换时，邻近的细胞也出现光合转换。

十、细胞挤出假说

新近提出的"细胞挤出"（cell extrusion）概念为理解肿瘤转移提供了新的视野。如果一个上皮细胞层要保持其结构并为机体提供一个屏障，它就需要在正在分裂的细胞数量与正在死亡的细胞数量之间维持平衡。Eisenhoffer 及其同事研究了上皮细胞单层，发现上皮在高度拥挤的区域会将活细胞而不是正在死亡的细胞挤出去，而被挤出去的细胞会因为存活因子的失活而死亡。因此，"细胞挤出"可能用来消除过剩的细胞而抑制肿瘤生长。但在肿瘤细胞中，"挤出"的细胞也可能会促进肿瘤细胞转移。活细胞挤出可限制细胞密度和控制上皮细胞数量。

肿瘤侵袭转移是肿瘤的六大特征之一。一个肿瘤细胞的产生并不意味着肿瘤发生。系统生物学可从更深层次阐明肿瘤的重要生物行为，包括侵袭转移。理解肿瘤的转移行为有助于改变抗肿瘤治疗的策略。

第 2 节　循环肿瘤细胞的临床意义

在肿瘤患者的外周血中可以检测到循环肿瘤细胞（circulating tumor cells，CTCs）。CTCs 的发现对于理解肿瘤的起始和播散有重要意义。CTCs 不仅意味着肿瘤转移，也可能是肿瘤的起始。

在肿瘤转移患者的外周血中，每百万个背景细胞中可找到一个循环肿瘤细胞（circulating tumor cells，CTCs）。检测方法或是基于抗体的表面标志物阳性筛选或是基于 CTCs 的物理特性从 CTCs 群中排除背景细胞。CTCs 的物理特性包括细胞大小、变形性和电极性。一个 CTCs 可随血流而到新的部位。

近年来，由于相关检测 CTCs 技术的发展，逐渐认识到 CTCs 的重要意义。但是，CTCs 的临床意义、游离的 CTCs 是否应该等同于转移等问题仍有争论。目前尚不清楚这些稳定不变的细胞是肿瘤起始细胞（tumor initiating cells）还是肿瘤播散细胞。

一、肿瘤的起始

目前尚不清楚 CTCs 是休眠还是仍有一定的繁殖能力。我们推测，CTCs 也可能是肿瘤起始细胞。CTCs 在一个或多个部位的种植导致肿瘤的发生。

很少有肿瘤细胞同时表达间质和上皮标志物。Yu 等发现，CTCs 中有间质细胞存在，表达上皮间质转化（epithelial-mesenchymal transition，EMT）调节因子，如 TGF-β 传导通路成分和 FOXC1 转录因子。另一项研究发现，CTCs 呈现较原发灶肿瘤细胞更多的间质表型。CTCs 中间质细胞或间质表型的存在，提示 CTCs 可能发挥肿瘤起始细胞的作用。因为 CTCs 的鉴定基于上皮标志，因此可能遗漏 EMT 诱导的转移细胞。

EMT 不仅赋予细胞迁移和侵袭特征，还可使肿瘤细胞获得自我更新能力而具有干细胞的特性，从而促进肿瘤干细胞（cancer stem cells，CSCs）的产生。一个上皮肿瘤细胞在合适的微环境中可能经过 EMT 而转变成 CSCs，这个转化使细胞获得干细胞特征并迁移入血液循环中形成 CTCs。CTCs 随后在器官组织中种植并克隆增殖。也可理解为，CTCs 来源于 CSCs 并可能是肿瘤的起源。

作为干细胞特征标志的 CD133$^+$ 细胞在分离的 CTCs 中也能见到。Nadal 等发现，65% 乳腺癌患者中有 CD133$^+$/CK$^+$ CTCs，而 CD133$^+$/CK$^+$ CTCs 是非 luminal 乳腺癌化疗患者耐药的标志物。相似的标志物提示 CTCs 和 CSCs 并不是独立的肿瘤群。在 EMT 过程中产生的 CTCs 也具有 CSCs 的特征。另外，CTCs 中可能包含肿瘤前期细胞（precursor），启动远处转移。这些细胞虽然稀少，但他们可以帮助寻找肿瘤血行播散的细胞途径。通过对前列腺癌 CTCs 的 RNA 测序研究发现，CTCs 中存在 WNT 信号通路的激活。CTCs 中肿瘤前期细胞的存在意味着目前检测到的 CTCs 也可能就是一种肿瘤起始细胞。

肿瘤进展涉及中细胞在血液和远处器官的种植。但是，CTCs 也可能重新在原发肿瘤中生长，这个过程称之为"自我种植（self-seeding）"。自我种植模型挑战着传统的肿瘤转移观点，即 CTCs 能够多向移动，不仅在远处部位而且在原发灶种植。自我种植通过播种来源因子（seed-derived factors），如化学因子 CXCL1，促进肿瘤生长、血管生成和基质募集。研究发现，血液中一种蛋白 Chromogranin A 可调节肿瘤的自我种植和播散。我们推测，CTCs 充当肿瘤起始细胞，通过自我种植的方式在合适的组织器官种植生长，启动肿瘤的发生。

二、肿瘤的播散

转移的几个理论包括克隆选择理论、CSCs 理论等被大家所熟知，而 CTCs 的概念打开了认识肿瘤转移的一扇新窗口。新的观点认为，转移过程是复杂、动态和多向的。这个过程发生在实体瘤非常早期的阶段，干细胞的作用不容忽视。同时，越来越多的证据支持 CTCs 在肿瘤转移起始的关键作用。在肿瘤患者的血液中发现 CTCs 多意味着肿瘤转移。然而，仅有大约 0.01% 的 CTCs 最终能形成转移。

Heitzer 等应用阵列比较基因组杂交和二代测序方法研究的 CTCs 基因组，证实突变 CTCs 在原发瘤和转移灶细胞克隆中均存在。即使在非转移乳腺癌患者中也能检测到 CTCs。Lucci 等研究发现，在 302 例非转移乳腺癌患者中 73 例（24%）检测到一个或多个 CTCs，检测到 CTCs 的患者无进展生存时间和整体生存期均明显降低。因为我们并不清楚是否所有 CTCs 都能够引起肿瘤转移，Kallergi 等研究了早期和转移乳腺癌患者中 CTCs 的凋亡状态。研究发现，与早期乳腺癌比较，转移性乳腺癌有较低凋亡的 CTCs；Ki67$^+$ CTCs 在早期和转移性乳腺癌患者中分别为 51.7% 和 44%。结果认为，无论乳腺癌是否转移，均能检测到凋亡的 CTCs，虽然在早期乳腺癌患者中凋亡的 CTCs 发生率更高。

Carvalho 等发现，循环前列腺癌细胞有肿瘤形成的潜能，因为其中包含肿瘤起始细胞。另一方面，原发 luminal 乳腺癌的 CTCs 中包含着转移起始细胞（metastasis-initiating cells，MICs），这群 MICs 可引起骨、肺和肝转移，包含 MICs 的 CTCs 表达 EPCAM，CD44，CD47 和 MET。EPCAM$^+$、CD44$^+$、CD47$^+$、MET$^+$ 的 CTCs 数目与转移病灶数量呈正相关。

为了逃避休眠或在新的器官中完全形成新的病灶，CTCs 必须能够与其新的微环境相互作用，以获得生长和生成优势。微环境中相关因素直接影响 CTCs，改变其细胞本身固有特性（如自我更新能力）。肿瘤细胞也可表达归巢因子受体，识别转移微环境基质中的配体。因此，肿瘤转移不仅受肿瘤细胞的内在特性影响，而且和所处的微环境密不可分。有证据显示，一些原发灶在 CTCs 到达转移巢（premetastatic niche）前已经诱导了一个"肥沃的土壤"供肿瘤细胞种植生长。

但是，CTCs 与肿瘤转移尚有诸多争论，如游离的 CTCs 是否等同于转移？是否每个 CTCs 都有转移能力？另外，CTC 的检测基于上皮细胞黏附分子和角蛋白等上皮标志物。然而，在一定类型肿瘤中，随着肿瘤的播散，这些上皮标志物因为下调从而影响 CTC 的检测。

CTCs 的发现对于我们理解肿瘤的起始和播散有重要意义。血液中 CTCs 的存在不仅意味着肿瘤的播散，更可能启动肿瘤的发生。单个 CTCs 的分子特征对于研究 CTCs 异型性和寻找预测标志物有重要意义。另外，循环 miR-NA 可以显示 CTCs 的状态，其中 miR-200b 是鉴定 CTCs 的最佳标志物。单个 CTCs 与转移的区别对评估临床试验的效果具有重要意义。

第 3 节 肿瘤细胞迁移的动力

肿瘤细胞迁移是肿瘤转移的关键步骤。细胞挤出、趋化性、趋物性、趋触性和渗流提供了肿瘤细胞迁移的动力支持，通过变形虫样运动和追逐的迁移方式，肿瘤细胞完成近乎直线的迁移过程。研究肿瘤细胞迁移的动力可以提供阻断转移的新策略。

细胞运动是生命的基础，所有细胞都具有这样的能力。肿瘤细胞总是可以不断变异，建立在特定环境中生存的能力，或转移到其他器官获得更多的生存空间。转移是多步骤的细胞生物过程，也称之为"侵袭转移级联反应"，其中细胞迁移是关键步骤。探讨细胞迁移的动力来源对理解肿瘤侵袭转移有重要意义。

一、迁移方向

生物学家曾经认为，肿瘤细胞的扩散是一个漫无目的的缓慢过程，就像一个醉汉那样无法一直走直线，他们将这一过程称为随机游走（random walk）。Wu 等发现，这种随机游走模型只是癌细胞在二维平面上的运动方式，并不适用于机体内的三维空间。肿瘤细胞的运动更有方向性，其移动轨迹几乎呈直线。这种移动方式能让肿瘤细胞更有效的到达血管，是肿瘤细胞扩散的有效途径。研究发现，GTP 酶激活蛋白 ACAP4 含有一个特异的 BAR 结构域，表皮生长因子通过磷酸化 BAR 结构域中第 34 位酪氨酸促进 ACAP4 蛋白与细胞膜的结合，从而调控 ARF6GTP/GDP 循环的时空动力学特征，确定细胞迁移的方向性。Sema3E 是一种重要的血管发育所需的化学推动力，能够有选择地与 plexin-D1 结合，动态控制 β1 整合素，调节胸腺细胞向骨髓的移动。同样的调控机制也可能适用于肿瘤细胞的迁移。

二、细胞挤出

细胞迁移决定了细胞发生和肿瘤转移。在这个过程中，基于整合素（integrin）的局部黏附可能是最初的细胞动力。整合素是位于细胞膜上的受体蛋白，当配体分子与之结合后，整合素就会激活并通过单分子力介导细胞黏附。Borghi 等发现，钙黏素和整合素介导的细胞黏附可以调节细胞运动。钙黏素通过与表皮细胞形成黏附过程，有助于聚集表皮细胞层以及维持这些层内的细胞静止。肿瘤细胞钙黏素的缺失导致黏附下降，使肿瘤细胞迁移成为可能。

当肿瘤细胞之间的黏附力下降，而快速增殖的肿瘤细胞会将活细胞而不是正在死亡的细胞挤出去，从而用来清除过剩的细胞，而挤出的细胞可能成为肿瘤播散细胞。

三、趋化性

细胞自己产生趋化因子，集体细胞将沿着从低浓度趋化因子向高浓度趋化因子梯度的方向移动，这就是趋化性（chemotaxis）。Dona 等发现了一个关键的趋化因子 Cxcl12a，它可指导集体细胞迁移的方向。另一方面，肿瘤细胞可能分泌化学吸引以招募侵袭前炎症细胞，这些出现在肿瘤边缘的炎症细胞使癌细胞侵袭更容易，并产生基质降解酶及其他因子导致侵袭性生长。趋化性是肿瘤细胞迁移的动力之一。

四、趋物性

集体细胞朝着高细胞外基质（extracellular matrix，ECM）硬度迁移，这个过程称为趋物性（mechanotaxis）。普遍认为，细胞定向迁移受趋化因子影响。越来越多的证据显示，细胞运动也受机械性刺激，如机械力、细胞外基质硬度等调控。趋物性和趋化性的相互作用驱动细胞的定向迁移。Gallaher 等研究认为，原发肿瘤的血管反应是原发肿瘤和循环肿瘤细胞（circulating tumor cells，CTCs）生长和转移的主要推动力。

五、趋触性

Weber 等研究发现趋化因子 CCL21 梯度能够指引树突状细胞向淋巴管移动，并提出了趋触性（haptotaxis）的概念。趋触性指肿瘤细胞在无可溶性吸引物时，以定向的方式向不溶性的基质蛋白质移动。Plotnikov 等发现，黏着斑内附着力的波动对于黏着斑的成熟、趋化性和趋触性并非必需，但可以介导细胞对 ECM 硬度的感知，引导细胞定向迁移。

六、渗流

渗流（interstitial flow）是液体通过组织细胞外间质进行对流传输的一种方式。研究发现，渗流通过对 CCR7 依赖的趋化因子竞争影响肿瘤细胞迁移的方向。Shieh 等发现，渗流能够引起成纤维细胞调节的基质重构，促进肿瘤侵袭。

七、变形虫样运动

肿瘤细胞以不同方式通过组织进行移动。肿瘤细胞既可以通过上皮间质转化获得成纤维细胞样迁移特性，又有似白细胞式的变形虫样运动（amoeboid motility）。肿瘤细胞个体表现出形态学上的可塑性，使它们可以滑过本来已存在的胞外间质中的间隙，这种变形虫样形式侵袭的机制尚不清楚。研究发现，白细胞以一种逐步前进的模式快速到达炎症环境。细胞反复形成和断开粘连，这些步骤与收缩蛋白协同作用，能生成拉动细胞前进的牵引力。这种牵引力也可能是肿瘤细胞迁移的主要动力。计算机模型能够模拟变形虫样细胞迁移的方式和运动速度。

八、追逐效应

在研究细胞迁移的动力来源中，研究者发现了肿瘤细胞迁移过程中的追逐（chase and run）效应，并利用称之为神经嵴细胞（侵袭行为与癌细胞相似）和基板细胞（正常细胞），阐明追逐效应的机制。研究发现，当神经嵴细胞与基板细胞放置在一起时，神经嵴细胞开始"追逐"基板细胞。同时，在与神经嵴细胞接触后，基板细胞会显示"躲避"行为。这种追逐行为取决于由基板细胞生成的吸引神经嵴细胞的趋化因子，需要依赖于黏着斑局部抑制的非对称动力的产生。研究认为，这与癌细胞附着于健康细胞，迁移至全身的过程相似。

肿瘤细胞迁移是一个复杂的多因素调控过程。细胞挤出、趋化性、趋物性、趋触性和渗流提供了肿瘤细胞迁移的动力支持，通过变形虫样运动和追逐的迁移方式，肿瘤细胞完成近乎直线的迁移过程。新近发现，MTSS1 基因通过 Rho-GTP 酶和丝切蛋白吸引肌动蛋白促进肿瘤转移；IRSp53 是一个控制细胞迁移能力的关键蛋白。多方面因素影响使肿瘤细胞最终完成"移民社群（diaspora）"的迁移步骤，导致肿瘤的播散转移。研究肿瘤细胞迁移的动力来源和方式，可以为我们提供阻断肿瘤转移的新思路和新策略。

第 10 章　肿瘤系统生物学

第 1 节　系统生物学理解肿瘤

　　癌症是一种系统生物学疾病。肿瘤系统生物学应用高通量技术和计算模型理解肿瘤的生物行为、鉴定肿瘤标志物和思考肿瘤治疗的新策略。肿瘤系统生物学整合肿瘤组织及血液样本中高通量"组学"信息，同时联合肿瘤诊断的新系统方法，可以筛选亚临床诊断的肿瘤标志物，分类肿瘤，评估肿瘤进展和治疗反应，预测肿瘤复发转移。重要的是，系统生物学可以实现肿瘤的个体化治疗和系统治疗。系统方法对肿瘤的诊断和治疗有重要价值。肿瘤系统生物学的进步可能最终推动临床肿瘤学的发展。以系统生物学为基础的系统治疗在癌症之战中将发挥重要作用。

　　癌症是一种系统生物学疾病。高通量技术和计算模型的广泛应用开启了生物学功能和机体研究的新纪元。系统生物学的进步，预示生物学将成为影响临床肿瘤学发展的关键。从系统生物学角度看肿瘤，将提供一个新的视野。

一、肿瘤系统生物学的研究对象及方法

（一）肿瘤系统生物学的概念
　　系统生物学是一门研究生物系统中所有组成成分（基因、mRNA、蛋白质、代谢小分子等）的构成以及在特定条件下相互作用和调控的学科。由于系统生物学所研究的对象——基因、mRNA、蛋白质、代谢物、分子间相互作用和调控等都是生物信息，人们将这些生物信息数字化并整合分析。通过数学和计算机的模拟和人为扰动，提出和完善生物系统工作的模型，判断细胞、组织器官和生物体的行为功能。整合肿瘤组织和血液样本中高通量"组学"信息，可以筛选亚临床诊断的肿瘤标志物，分类肿瘤，评估肿瘤进展和治疗反应。肿瘤系统生物学的目标是构建一个理想模型，这个模型不仅能反映肿瘤生物行为的机制，而且可以预测系统受到扰动后的未来行为。肿瘤系

统生物学建立的数学模型也能够预测在一定扰动下系统的进化行为。

（二）肿瘤系统生物学的研究对象

生物信息学的发展使从单一肿瘤样本中测量不同水平的"组学"资料（基因组学、转录组学、蛋白质组学、代谢组学）成为可能。肿瘤基因组学有利于克服以往研究模式所带来的片面性和局限性，因为集体的基因组中各类基因的作用并非是独立的，而是相互分工协作、密切相关的统一体。转录组学和蛋白质组学融入肿瘤系统生物学中可筛选出许多具有临床标记意义的蛋白质关键分子，例如可用于早期诊断、治疗和转归判别的肿瘤标记分子，肿瘤药靶分子或信号转导中的关键分子。当高通量的实验平台技术应用于肿瘤细胞和周围组织的基因序列、转录组学、蛋白质组学和代谢谱分析时，获得的资料否定了直觉的治疗靶点和干扰效果。

（三）肿瘤系统生物学的研究方法

高通量的实验和计算系统生物学考虑了宿主-疾病治疗相互作用的复杂性，有助于基因治疗的发展。基于阵列的肽-底物激酶活性筛选可以评估不同类型肿瘤细胞信号通路的差异，不仅能够有效筛选激酶抑制剂，还可以指导依赖机制的患者特异性治疗策略的制定。蛋白微阵列、新一代 DNA 测序和光谱测量平台等方法对在癌症基因组、转录组、蛋白质组和代谢组中的分子标志筛选起着越来越重要的作用。系统生物学中的重要方法——分子图谱在鉴定肿瘤干细胞方面前景广阔。

二、肿瘤系统生物学理解癌症行为

（一）癌症的系统构成

理解肿瘤的起源、生长和播散需要系统生物学方法。几个有用的描述和预测肿瘤起源、生长和播散的模型正尝试理解癌症行为。肿瘤已不单是突变的癌细胞，更像一个多种细胞类型和成分组成的新器官，与其所处的微环境构成了一个"复杂的社会"。作为一个独立的生物系统，癌症由亚细胞分子、肿瘤细胞、肿瘤、微环境和机体等不同层次构成，共同维系这个统一体的存在。

（二）癌症的生物行为

一个肿瘤细胞的产生并不意味着肿瘤发生。系统生物学从更深层次阐明了癌症的重要生物行为。系统生物学在理解凋亡信号网络方面取得了巨大进步。系统生物学也绘制了自噬驱动、帮助细胞存活和控制细胞命运的复杂通路。细胞周期的系统模型支持两个连续的生长敏感门槛控制细胞进入 S 期。融合生物学和数学方法理解肿瘤休眠，发现肿瘤休眠行为由血管生成、肿瘤免疫系统、肿瘤干细胞和细胞信号通路等多因素调控。

　　系统生物学提供了控制胚胎干细胞命运分子机制的新见解。Stites 以 Ras 癌基因为例，用系统生物学的观点研究了 Ras 基因的生化网络。Querec 等用系统生物学方法鉴定了预测免疫反应的早期基因"标签"。深层次理解癌症行为有助于改变癌症治疗的策略。

三、肿瘤系统生物学改变肿瘤治疗策略

（一）消灭肿瘤和调变肿瘤

　　肿瘤可能是机体（神经、内分泌、免疫、代谢）、微环境与癌细胞构成的生物系统。从这点出发，治疗肿瘤的视野应更为宽广，不仅可从消灭肿瘤入手，而且还可从提高机体抗癌能力和改造癌的微环境入手。肿瘤的未来是消灭肿瘤和调变肿瘤的优化结合。

（二）发现癌症标志物和研发新药

　　系统生物学可筛选出用于早期诊断、治疗和转归判别的肿瘤标记分子。基因组学和蛋白质组学等技术的应用，不仅有可能找到肿瘤早期诊断的新指标，而且也可能找到预测预后的基因谱和蛋白谱。一个 70 基因的表达谱有助于预测乳腺癌的预后。用基因表达谱做肝癌的分子分型，为肝癌提供了一个新视野。多靶点方法已经用于抗肿瘤药物的设计。新的计算和数学概念建立的理想模型将有助于"系统"药物的筛选。

（三）实现个体化治疗和系统化治疗

　　系统生物学通过找到预测疗效的分子标记而实现个体化治疗。另外，系统生物学方法可以筛选出肿瘤启动分子，有助于更小、更短、更便宜的个体化临床试验进行，增加试验成功率并加快临床应用。整合大量资料的系统生物学方法对筛选新的治疗靶点也大有裨益。Yan 等认为免疫组学的应用可能促进有效的抗肿瘤疫苗的出现，实现肿瘤个体化预防和治疗。研究证明，系统生物学可以鉴定新的肝癌治疗靶点并结合预测因子实现肝癌患者的个体化治疗。

　　实践证明，只靠一种药物就能抑制肿瘤已是"不可能的任务"。抗炎药物、抗血管生成治疗、免疫治疗等在肿瘤预防中的地位也许会更重要。免疫治疗和靶向治疗的联合可能提高肾癌患者的治愈率。Prasasya 等通过网络计算分析肿瘤敏感药物，发展多靶点的联合治疗。这提示系统生物学在癌症治疗中的潜在优势。Reichle 等提出的多靶点系统治疗值得关注。这个治疗方案由低剂量化疗、COX-2 抑制剂、转录调节剂联合匹格列酮±地塞米松或 α-干扰素构成。以系统生物学为基础的系统治疗可能是肿瘤未来的治疗策略。

　　将系统生物学应用于癌症研究，目前已成为有计算头脑的科学家们所热衷的一个成长性领域。肿瘤系统生物学不仅可以更深层次理解肿瘤行为，更

有助于改变肿瘤治疗策略。肿瘤系统治疗可能是未来肿瘤的发展方向。细胞因子组和泛素系统的研究为肿瘤系统生物学增添了新的内容，更是值得关注。

第2节　系统生物学指导下的抗肿瘤药物临床试验

肿瘤药物临床试验经历了过去的细胞病理学和目前的分子生物学阶段，证明了细胞毒药物和分子靶向药物的临床价值。未来系统生物学指导下的临床试验将寻找不同层次药物的最佳"匹配"和发现针对不同靶点的多靶点药物。

1858年Virchow的《细胞病理学》使细胞学进入细胞水平，并随之进入亚细胞水平，以及目前的分子生物学和系统生物学的新阶段。更深入地从生物学角度了解癌症并应用到临床，引领我们进入肿瘤临床试验的新时代。临床试验可以评估某一"标准"群体对治疗的受益情况，已经为肿瘤治疗提供了大量安全有效的化疗药物和靶向药物。然而这些临床试验还没有适应肿瘤系统生物学的观点，因此我们迫切需要转变方向。在系统生物学指导下的临床试验设计和实施将改变过去的细胞毒药物和目前的分子靶向药物研究的思路和模式，开启未来临床试验的新大门。

一、细胞病理学指导下的临床试验

氟尿嘧啶前体药物卡培他滨作为Ⅲ期结肠癌的辅助药物，是细胞靶向药物的代表。在细胞病理学指导下的肿瘤药物临床试验，没有人知道什么药物有效，因此临床试验也没有药物作为对照。只要部分患者的肿瘤缩小就能证明这种药物是有效的并可进一步研究。记录药物毒性和治疗反应是临床试验评估的标准方法。在细胞病理指导下，这种研究新细胞毒性药物的方法是合理和有效的。临床试验可以确定药物的剂量和抗肿瘤活性。

目前对细胞毒药物的疗效预测研究仍处于小样本阶段。这需要建立对卡培他滨等化疗药物的选择及剂量调整的指导原则，并开展大样本前瞻性临床研究。只要肿瘤存在，就少不了细胞毒性药物的临床研究，因为它和分子靶向药物一样，是肿瘤系统治疗的重要组成部分。

二、分子生物学指导下的临床试验

分子生物学的进步，找到了不少肿瘤相关的"靶"分子，针对这些分子出现了应用单克隆抗体或其他抑制剂的分子靶向药物。由于对不同患者肿瘤的相关基因进行检测（如KRAS野生型的结直肠癌患者适合应用西妥昔单抗），人们期望已久的个体化治疗已日渐临近。Bokemeyer 等研究发现，西妥昔单抗联合标准化疗可以提高疗效，KRAS 基因的突变状态是西妥昔单抗治疗晚期结直肠癌的一个疗效预测指标，KRAS 野生型患者获益更大。

　　疗效预测分子的发现提高了肿瘤疗效。分子生物学指导下的肿瘤药物临床试验根据某一分子标志将患者分型，不同亚型患者进入临床试验。当前有超过 80% 的肿瘤药物临床试验都会伴随着生物标志物的探索研究，如 crizotinib 用于 ALK 阳性的 NSCLC，vemurafenib 用于 BRAFV600E 突变的黑色素瘤，nilotinib 用于 BCR-ABL 阳性的慢性髓性白血病。Chen 等应用遗传工程小鼠模型研究复合临床试验（co-clinical trial），为人类 KRAS 突变肺癌患者的临床试验提供依据。实验目的是判定 MEK 抑制剂 selumetinib 是否增加多西他赛的疗效。结果显示，selumetinib 可显著提高 KRAS 和 p53 突变肺癌小鼠的生存受益，而对 KRAS 和 LKb1 突变小鼠则相反。这也提示了目前分子靶向药物的不确定性。肿瘤基因组表达谱图分析可发现肺癌细胞中成千上万个基因的 mRNA 表达差异，这可用于肿瘤分子分型和判断预后，也可预测肿瘤治疗的敏感或耐受，这可能是分子生物学指导下的肿瘤药物临床试验的最高水平。在经过筛选的符合特定分子学特征的人群进行临床试验可能是未来的临床研究策略。

三、系统生物学指导下的临床试验

　　肿瘤已不单是突变的癌细胞，更像一个多种细胞类型和成分组成的新器官，与其所处的微环境构成了一个"复杂的社会"。作为一个独立的生物系统，癌症由亚细胞分子、肿瘤细胞、肿瘤、微环境和机体等不同层次构成，共同维系这个统一体的存在。肿瘤生物学、影像技术和人类基因组的快速发展已使肿瘤治疗进入个体化治疗时代。未来的肿瘤个体化治疗需要系统生物学方法。系统生物学可鉴定肿瘤的驱动分子和生物标志，促进更小、更短和个体化临床试验的实施，增加有效治疗的成功率和临床应用。

　　人类 DNA 的单核苷酸多态性和其他的遗传变异构成了不同的个体。这些多态性构成了我们对环境致癌物或抗癌药的代谢、治疗耐受和治疗反应的差异。未来系统生物学指导下的肿瘤药物临床试验将充分考虑肿瘤的"社会属性"和个体差异。一肿瘤群体接受某一试验药物，无效者退出试验，有效者继续应用，直至最终筛选出有效的群体和生物标志。这与分子生物学指导下的临床试验不同，后者是依据生物标志选择研究人群。

　　试验性治疗逐渐浮出水面。实践证明，只靠一种药物就能抑制肿瘤已是"不可能的任务"。抗炎药物、抗血管生成治疗、免疫治疗等在肿瘤预防中的地位也许会更重要。因此，受试药物应放在系统治疗的背景下进行临床试验。

另外，多靶点方法已经用于抗肿瘤药物的设计。新的计算和数学概念建立的理想模型将有助于"系统"药物的筛选。肿瘤血管生成抑制剂贝伐单抗在转移性结直肠癌的应用开启了从系统生物学角度认识和治疗肿瘤的大门。

四、临床试验的疗效评估

标准 RECIST 评价系统基于影像学来计算治疗反应率和无进展生存时间，然而目前已受到挑战。靶向药物临床试验的设计需要生物标志物来鉴定敏感的亚群。各种随机Ⅲ期临床试验的设计要考虑有效的试验评估和相关的生物标志。功能和分子影像学技术更有利于评价抗肿瘤药物的治疗反应（表4）。

表4   在不同理论指导下的抗肿瘤药物临床试验

	细胞病理学	分子生物学	系统生物学
对象	肿瘤细胞和肿瘤	亚细胞分子	内环境、机体和外环境
药物	细胞毒药物	分子靶向药物	系统药物
治疗	化学治疗	分子靶向治疗	系统治疗
疗效评估	临床评估	功能影像资料	播散肿瘤细胞和分子标志
临床试验	单队列非对照试验	分子标记筛选的随机对照研究	快速评估治疗反应的选择试验

未来肿瘤药物临床试验的评估更强调药物在整个临床实验过程中的效果而非某一阶段。深度计算机技术（computationally intensive techniques）越来越多地应用于临床试验中。信息技术和药代学的结合可为不同受试者提供不同的药物剂量。系统药物学方法综合体外分析、动物模型、患者个体和人群等信息，结合药物在其他领域和治疗其他疾病的信息，来判定治疗的成功和失败，而不依赖于Ⅲ期临床试验的结果。

在向"病理—生物学"转变的大背景下，强调消灭肿瘤和调变肿瘤的优化结合。未来系统生物学指导下的临床试验有了两个目的：寻找不同层次药物的最佳"匹配"和发现针对不同靶点的多靶点药物，以期达到系统治疗的目的。

第3节   系统生物学指导下的肿瘤分子分型

肿瘤的分子分型是个体化治疗的基础。在分子病理学、分子生物学和系统生物学指导下的乳腺癌分子分型，经历了四类分型、70基因和21基因蛋白谱以及基因组整合分类等不同分型。这些分型将为乳腺癌的精确治疗提供指导。

乳腺癌因其多样的形态学特征、临床预后和对治疗的反应而被认为是一种高度异质性疾病。组织学分类有其局限性，基于激素受体状态和 HER2 基因过表达或扩增的分子分型能较好地预测预后并指导乳腺癌的个体化治疗。肿瘤的分子分型（molecular classification）经历了以分子病理学、分子生物学和系统生物学为指导的三个阶段，找到了越来越多新的分子体系，为理解肿瘤提供了一个崭新的视野。本文以乳腺癌的分子分型为例，介绍肿瘤分子分型的发展简史。

一、分子病理学指导下的乳腺癌分子分型

乳腺癌传统的病理因素包括肿瘤大小、淋巴结状态、激素受体和 HER2 状态是预后和预测因子。但是，这些预后和预测因素相对简单，导致一些患者过度治疗或治疗不足。基因表达谱的进步使人们认识到乳腺癌是一种分子异质性疾病。应用基因表达微阵列构建了乳腺癌的分子分型。2000 年发表在 Nature 杂志上的一篇论文，开创了用基因表达谱研究乳腺癌分子分型的先河。通过测定乳腺癌基因组，将乳腺癌分为：乳腺导管 A 型（Luminal A，ER＋或 PgR＋，HER-2-）、乳腺导管 B 型（Luminal B，ER＋或 PgR＋，HER-2＋）、HRE-2 阳性型（ER-/PgR-/HER-2＋）和基底细胞样型（Basal-like，ER-/PgR-/HER-2-伴 Cytokeratin5/6＋或 HER-1＋）。新近研究显示，即使三阴性乳腺癌也是由多个不同分子亚组组成的异质群。通过基因组 DNA 阵列、DNA 甲基化、外显子测序、miRNA 测序、mRNA 测序和蛋白质分析等方法，发现上述四种类型乳腺癌存在明显的分子异质性。三个基因（TP53，PIK3CA 和 GATA 3）的突变率均大于 10％，特别是在 Luminal A 型乳腺癌突变率最高。基因表达图谱显示在转录水平 ER（＋）和 ER（-）乳腺癌是不同类型的疾病，其中也存在分子亚型，其预后很大程度上由增殖相关基因的表达来决定。Reis-Filho 等基于微阵列及相关技术已经构建了一个分子分型系统和多基因预后分类。

乳腺癌的发生发展不仅在病理，且在遗传及基因表型等方面也有异质性，病理类型结合分子标记就是分子病理的分型，已成为目前乳腺癌诊断的常规。另外，新的亚型也不断出现。Nicolau 等基于分类学的资料分析，发现了 ER（＋）乳腺癌的一种亚型，命名为 c-MYB（＋）乳腺癌。这种亚型不同于传统的四类分子分型，它具有 c-MYB 高表达和炎性基因低水平的特征。令人惊奇的是，c-MYB（＋）乳腺癌患者 100％生存且不发生转移。另外一项研究则构建了 5 个乳腺癌分子亚型（Luminal A，Luminal B，HER2 过表达，低 Claudin-low，Basal-like）。低 Claudin 亚型兼有间质丰富和干细胞特征。

乳腺癌的远处转移率为 8％～28％，从 Luminal A、Luminal B、HER2 过表达和三阴性乳腺癌依次增加。较大瘤体伴腋淋巴结转移者更可能是

HRE2 过表达或三阴性乳腺癌。Luminal A 患者死亡率最低，Luminal B 死亡率仅比三阴性乳腺癌低。另外，Ma 等应用 TAM 单药治疗乳腺癌患者，发现 HXOB13 和 IL17BR 两基因表达的比值能预测 TAM 的疗效，也是一种预后分型的尝试。

二、分子生物学指导下的乳腺癌分子分型

以高通量 DNA 测序（high throughout DNA sequencing）为代表的分子生物学进步为肿瘤的分子分型提供了更先进的方法。Van't Veer 等发现了 70 个预后相关基因，据其将患者分为预后好和差两组。进一步研究发现，这些预后相关的 70 个基因都是与细胞周期调节、肿瘤侵袭性、转移和血管生成相关。远处转移是乳腺癌的遗传特质，Weigelt 等研究证明 70 基因的蛋白谱可以预测年轻乳腺癌患者的临床转移。Carlsson 等应用包含 135 个抗体的重组抗体微阵列平台，针对 65 个主要免疫调节蛋白，构建了一个 21 基因的蛋白谱，将乳腺癌患者分为高风险组和低风险组。研究证明，这种血清的分子特征能够较好地预测乳腺癌术后的远处转移。

Curtis 等运用基因组和转录组方法对 2000 例乳腺癌的基因拷贝数和表达进行整合分型，建立了一个新的乳腺癌亚组。研究发现，遗传变异（拷贝数变异和单核苷酸多态性）和体细胞拷贝数变异（copy number aberrations, CNAs）发生在约 40% 的基因表达中，联系着顺式和反式激活的 CNAs。通过描述顺式 CNAs 驱动基因，研究者鉴定了新的癌基因，包括 PPP2R2A, MTAP 和 MAP2K4。配对 DNA-RNA 图谱分析发现了不同临床预后的亚组，这包括一个高风险、ER（＋）11q13/14 顺式激活亚组和一个预后较好、缺少 CNAs 的亚组。Volinia 等通过整合 mRNA、miRNA 和 DNA 甲基化二代测序资料，对 466 例原发性浸润性导管癌患者进行生存分析。研究发现，预后因素包括 PIK3CA 和 miRNAs（hsa-miR-328，hsa-miR-484 和 hsa-miR-874）。这种方法成功地将乳腺癌患者分为 8 类，较其他 RNA 分类有更高的效度。

三、系统生物学指导下的乳腺癌分子分型

癌症是一种系统生物学疾病。高通量技术和计算模型的广泛应用开启了生物学功能和机体研究的新纪元。整合大量资料的系统生物学方法对构建新的分子分型和筛选新的治疗靶点大有裨益。全基因组测序能够更好地对乳腺癌进行分类并描绘出完整的肿瘤基因图谱，从而指导精确治疗。Banerji 等通过对 103 例不同亚型乳腺癌患者的 DNA 全外显子测序和 22 例乳腺癌/正常配对人群全基因组测序，除证实 PIK3CA, TP53, AKT1, GATA3 和 MAP3K1 基因突变，还发现了 CBFB 转录因子基因突变和它的配体 RUNX1

的缺失。进一步还鉴定了在三阴性乳腺癌中 MAGI3-AKT3 的融合，这导致了 AKT 激酶的持续激活。

MiRNA 是一类小的非编码 RNA，通过阻断 mRNA 的翻译在转录水平调节靶基因的表达。MiRNA 表达谱在肿瘤分型中的作用越来越受到重视。Buffa 等评估了 mi-RNA-mRNA 分析在乳腺癌分型中的价值。包括 miRNA 表达、mRNA 和临床变量进入 Penalized Cox 回归分析，鉴定与无远处转移（distant relapse-free survival，DRFS）相关的 miRNAs。研究发现，4 个 miRNAs（3 个新的和 miR-128a）联系着 ER（＋）乳腺癌的 DRFS；6 个 miRNAs（5 个新的和 miR-210）联系着 ER（－）乳腺癌的 DRFS。miR-342、miR-27b 和 miR-150 是三阴性乳腺癌的独立预后因素。mi-RNA-mRNA 图谱为乳腺癌的分子分型提供了新的思路。Dawson 等应用一个新的基因组为基础的整合分类法（genome-driven integrated classification）将乳腺癌分为 10 类，每类具有不同的预后和分子生物学特征。这种新的分类整合乳腺癌的遗传和转录特征，提供了一个新的研究乳腺癌亚型生物学的方法。乳腺癌的分子分型见表 5。

表 5　乳腺癌的分子分型

理 论 基 础	技 术 和 方 法	分 子 分 型
分子生物学	基因表达谱	四类分型
分子生物学	高通量 DNA 测序	70 基因和 21 基因
系统生物学	全基因测序和单细胞测序	基因组整合分类

四、肿瘤分子分型的未来

DNA 测序技术可以发现很多新的预后及预测标志，还可以靠其基因表达模型将肿瘤分为不同类型的亚组。分子分型不仅增加了肿瘤生物学的重要知识，还将成为指导个体化治疗的临床标准。以基因型为指导的肿瘤治疗前景广阔。相信单细胞测序方法和全基因组测序的广泛应用将为肿瘤的分子分型带来新的惊喜。肿瘤的分子分型，不仅为乳腺癌，也将为其他肿瘤提供新视野。

第 11 章　肿瘤研究的新方法学

新方法学正推动肿瘤研究不断深入。本章综述肿瘤细胞与动物模型、肿瘤微环境、肿瘤细胞和分子生物学、肿瘤组学、肿瘤系统生物学以及肿瘤临床试验等研究的新方法学。这些方法的进步为肿瘤学的发展带来新的希望。

方法学的进步正推动肿瘤研究不断深入。蛋白组学技术是继基因组学技术后的又一重大进步。如小 RNA 表达谱有助于划分人类癌症，三维细胞培养模型可帮助了解细胞与细胞外基质的相互作用，以及纳米技术的应用等，这些方法学为我们理解肿瘤带来了新的惊喜。新方法学使肿瘤细胞与动物模型、肿瘤微环境、肿瘤细胞和分子生物学、肿瘤组学、肿瘤系统生物学以及肿瘤临床试验等研究日新月异。

一、肿瘤细胞与动物模型的方法

肿瘤细胞与动物模型为探索肿瘤的发生发展及转移机制提供了平台。如通过比较高低转移潜能或不同转移靶向的特定肿瘤模型，有助于寻找与转移潜能相关的分子，为不同转移表型肿瘤的预测和干预靶点提供线索。转基因小鼠技术用于创立转基因的肿瘤动物模型。随着新的肿瘤基因和肿瘤抑制基因的发现，以及一系列新技术的纳入，例如用于转基因的可控表达系统、基因定位敲除技术等，将使转基因小鼠技术进一步完善，利用分子手段建立的动物模型将是未来进行肿瘤研究的重要内容之一。荧光实时成像技术采用荧光报告基因（GFP、RFP）或荧光染料进行标记，利用灵敏的光学仪器直接检测动物体内组织、细胞、基因的行为。目前，尚无荧光成像技术在人体应用的报道。让体内的肿瘤细胞表达荧光蛋白成为荧光成像技术应用于人体内的瓶颈。

二、肿瘤微环境的研究方法

研究肿瘤微环境的重点在于肿瘤细胞与正常细胞之间的关系，其难点是如何模拟这种环境。有人通过建立 3D 系统模拟肿瘤微环境。另外，可采用激光显微切割分析微环境中的不同成分，然后再以高通量技术进行分析。高分辨率荧光活体显微镜可清晰显示间质细胞和肿瘤的行为，也有助于更加直观地观察微环境。Marinari 等用果蝇作为系统模型研究上皮细胞控制细胞数量和密度的机制。研究发现，如果一个上皮细胞层要保持其结构并且为机体提供一个保护屏障，它就需要在正在分裂的细胞数量与正在死亡的细胞数量之间维持平衡。上皮细胞单层在高度拥挤的地方会将活细胞而不是正在死亡的细胞挤出去。而被挤出去的细胞会因为存活因子的失去而死亡。因此，"挤出"可能提供一个肿瘤抑制机制，该机制可能被用来消除过剩的细胞。

三、肿瘤细胞和分子生物学的方法

基于对胚胎器官发育及成体组织的自我更新能力的理解，设想可能存在特殊的干细胞群。但对肿瘤干细胞（cancer stem cells，CSCs）的识别及特征了解非常困难，特别是人类组织。CSCs 的研究可以说是方兴未艾，很多问题还有待解决，如 CSCs 是否有特异性标记。目前分离到的 CSCs 主要依据细胞的生长能力（体外软琼脂中克隆形成能力和裸鼠移植瘤形成能力）来确定。方法学进步的关键是寻找 CSCs 的特异性标记。近年来，由于相关检测循环中播散肿瘤细胞（circulating tumor cell，CTC）技术的发展，已渐认识到 CTC 的重要意义。越来越多的证据显示外周血、淋巴结或骨髓中存在肿瘤细胞是预后不良的指标。CTC 的检测基于上皮细胞黏附分子和角蛋白等上皮标志物。然而，在一定类型肿瘤中，随着肿瘤的播散，这些上皮标志物因为下调从而影响 CTC 的检测。Chambers 等应用活体视频显微镜技术对体内肿瘤转移过程进行了一系列研究，发现已进入血液循环的肿瘤细胞，超过 80% 能够存活并在远隔部位穿出血管壁。

小 RNA 可调控发育、增殖、凋亡和应激反应的基因表达。现已证明，有些小 RNA 基因的改变参与癌变与癌的进展。用 RNA 干扰、小 RNA 阻断肿瘤的癌基因将提供癌特异性治疗的新希望，将为临床肿瘤学的发展带来新的希望。新近发现的 piwi 核苷酸（piwi-interacting nucleotides，PiRNA）可实现表观遗传记忆这种非孟德尔遗传。PiRNA 可以识别外来"基因"并永久沉默。另外，癌的分子影像学（molecular imaging）呼之欲出，它将大大增加解剖影像学的潜能，不仅可了解肿瘤部位，还可了解肿瘤生物学特性和治疗效果。研究人员利用遗传学方法，分析了模式动物果蝇的核内周期，发现 E2F1 这一转录因子在核内周期调控中扮演重要角色，提示分子生物学方法在研究肿瘤发生机制中的价值。

四、肿瘤组学的研究方法

传统肿瘤学研究仅局限于某一种或少许细胞和基因（分子），不能同时进行相关的大规模研究。因此，对机体存在的异常复杂的免疫网络以及多角度、多层次的癌与宿主相互作用很难从总体上全方位地把握。基因组学、转录组学、蛋白质组学、代谢组学以及其他高通量研究技术，成为目前肿瘤学研究的一个热点，受到广泛关注。

在肿瘤基因组学的研究中，各种方法层出不穷，方法学的改进极大地促进了肿瘤基因组学的发展，如激光捕获显微切割（laser capture microdissection）、高通量 DNA 测序（high throughput DNA sequencing）、组织芯片技术（tissue chip）等。对肿瘤基因组的高通量测序是首次对人类疾病状态下基因组的无偏倚系统分析。最近报道的几项肿瘤基因组高通量测序的重大发现为认识肿瘤中的突变提供了新视野。2006 年首次报道了结肠癌和乳腺癌部分蛋白编码基因的突变序列图谱。2008 年，Science 又报道了对 22 例神经胶质细胞瘤患者肿瘤组织中 2 万多个基因序列分析，以期发现可能的突变。比较基因组杂交（comparative genomic hybridization，CGH）可对实体肿瘤细胞染色体上 DNA 拷贝数核型进行研究，高通量自动化的 CGH 仪已经问世。

蛋白质学研究能动态、整体、定量地考察肿瘤发生和发展过程中蛋白质种类及数量的改变，为深入阐明肿瘤发病的分子机制提供新的思路，有助于研究者寻找肿瘤诊断的特征性标记以及肿瘤药物治疗的靶标。蛋白质动态相互作用、蛋白质相关的适配体技术和细胞内蛋白质分子的可视化和动态三维成像技术等从不同层次多角度地获取分子事件信息。新发展的高分辨魔角旋转技术（high resolution-magic angle spinning）只需极微量标本就能用于液体及固体标本的检测。活体磁共振波谱（magnetic resonance spectrum，MRS）和磁共振成像技术能够无创、整体、快速获得机体某一指定活体部位的 NMR，直接鉴定和解析其中的化学成分。随着高通量基因分型技术的改进，位点连锁分析、单体型分析、全基因组关联分析以及标签选点等多种分析方法的成熟，为肿瘤的遗传易感性分析提供了多方面的有利因素。

基因组学与蛋白组学等技术的应用，不仅有可能找到肿瘤早期诊断的新指标，而且也可能找到预测预后的基因谱和蛋白谱。一个 70 基因的蛋白谱有助于预测乳腺癌的预后。又如，50 个基因的表达谱可预测早期胰腺癌的预后，小 RNA（microRNA）表达谱与慢性淋巴细胞白血病的预后有关。通过基因组相关研究寻找遗传标志物已在肺癌和乳腺癌易感人群中尝试。

五、肿瘤系统生物学的方法

高通量的实验和计算系统生物学考虑了宿主-疾病治疗相互作用的复杂性，有助于基因治疗的发展。基于阵列的肽-底物激酶活性筛选可以评估不同类型肿瘤细胞信号通路的差异，不仅能够有效筛选激酶抑制剂，还可以指导依赖机制的患者特异性治疗策略的制定。蛋白微阵列、新一代 DNA 测序和光谱测量平台等方法对在癌症基因组、转录组、蛋白质组和代谢组中的分子标志筛选起着越来越重要的作用。系统生物学中的重要方法——分子图谱在鉴定肿瘤干细胞方面前景广阔。研究者通过基因组 DNA 拷贝数分析、DNA 甲基化、外显子序列分析、信使 RNA 分析、小 RNA 序列和反义蛋白分析等研究技术,利用系统生物学方法整合这些信息将乳腺癌分为四类,各类之间有显著的分子异质性。

六、肿瘤临床试验的研究方法

个体化治疗时代的肿瘤药物临床试验思路是:一肿瘤群体接受某一试验药物,无效者退出试验,有效者继续应用,直至最终筛选出有效的群体和生物标志。这与目前的临床试验不同,后者是依据生物标志选择研究人群。个体化治疗的代表——靶向药物临床试验的设计需要生物标志物来鉴定敏感的亚群。各种随机Ⅲ期临床试验的设计要考虑有效的试验评估和相关的生物标志。功能和分子影像学技术更有利于评价抗肿瘤药物的治疗反应。未来肿瘤药物临床试验的评估更强调药物在整个临床实验过程中的效果而非某一阶段。因此,采用肿瘤进展时间和患者生存时间等终点指标更适合判断肿瘤药物的效果。重要的是,系统药物学方法综合体外分析、动物模型、患者个体和人群等信息,结合药物在其他领域和治疗其他疾病的信息,通过肿瘤进展时间和患者生存时间来判定治疗的成功和失败,而不依赖于目前的 RECIST 实体瘤疗效评定标准。Prasasya 等通过网络计算分析肿瘤敏感药物,发展多靶点的联合治疗。这可能是未来系统生物学在肿瘤药物临床试验中的发展趋势。

七、结语

肿瘤研究的方法学发展迅速,正逐步揭开肿瘤发生发展之谜,也为人类最终攻克肿瘤带来希望。载药纳米技术可开发更加有效的分子靶向药物,单细胞测序方法为肿瘤进化机制研究提供了新的方法。但诸如基因组和蛋白质组等新技术也面临挑战,如存在可重复性、统计方法等问题。

肿瘤社会篇

　　肿瘤与其所处的微环境构成了一个复杂的社会。在这个世界里，肿瘤可能具有自由意志和存在的必然性。肿瘤起源是机体选择和从有序到无序的过程。本篇也讨论肿瘤易感人群筛查、肿瘤的营养和肿瘤的治疗。

第12章 肿瘤的社会

肿瘤已不单是突变的癌细胞，更像一个多种细胞类型和成分组成的新器官，与其所处的微环境构成了一个复杂的社会。本文探讨肿瘤的多类型细胞构成的整体特征，同时分析肿瘤遗传、代谢、繁殖、进化和意识的生命特征。肿瘤社会性研究可能改变我们对肿瘤治疗的策略。

广义的社会，即是由具备独特功能的不同成员组成的生命特征。肿瘤已不单是突变的癌细胞，更像一个多种细胞类型和成分组成的新器官，与其所处的微环境构成了一个复杂的社会。在肿瘤社会里，肿瘤细胞与其周围"正常"细胞保持着相互斗争、相互利用、相互改造的关系。其实这种关系是生物体各种组织之间常见的合作方式，胚胎时的每个细胞包含同样的遗传信息，但某些细胞可分化为心肌细胞，另一些细胞分化为脑细胞，说明了环境因素对细胞分化的影响。人们正尝试理解肿瘤细胞与其微环境间相互作用的"语言密码"，最终阻断其相互作用的"对话"。本文试从肿瘤的整体特征和生命特征探讨其社会属性。

一、肿瘤的整体特征

肿瘤不是许多肿瘤细胞的集合，肿瘤与其微环境是相辅相成、不可分割的整体。独立的肿瘤细胞与其所处的微环境分开，就不能存活。要了解肿瘤社会属性，就必须了解肿瘤的整体特征。

（一）组成

作为一个独立的生物系统，癌症由亚细胞分子、肿瘤细胞、肿瘤体、微环境和机体等不同层次构成，共同维系这个统一体的存在。然而，狭义的肿瘤是以肿瘤细胞为主的不同类型细胞和肿瘤微环境构成。微环境与肿瘤细胞之间是密不可分的功能整体。肿瘤的发生发展并非由上皮细胞或微环境单方面决定，而由二者相互作用所构成的肿瘤-宿主界面微环境的平衡状态所决定。彼此共生共栖，从而实现恶性转化、生长和转移。不仅如此，越能适应宿主微环境的肿瘤细胞亚群越易生存。不同类型的肿瘤细胞亚群反映了肿瘤的异质性。肿瘤细胞从分化状态、增殖率、侵袭和转移性及对治疗反应性等方面有较大的异质性。与肿瘤异质性在肿瘤生长到一定时间后才出现的理论相反，另一种学说认为肿瘤的异质性在肿瘤刚形成时即已产生，即肿瘤干细胞（cancer stem cells，CSCs）学说。

正如构成社会制度的思想和惯例是经常变化的，构成肿瘤的不同类型细胞和微环境也是互有关系、经常变化的。在肿瘤发生发展的变化过程中，它们也经常相互影响。

（二）功能

不同类型的细胞及肿瘤微环境分别具备独特的功能。肿瘤起始细胞有肿瘤前期细胞、祖细胞、癌前干细胞和CSCs等。目前很难区分上述肿瘤起始细胞的差异，或者也许就是同一细胞的不同阶段。CSCs启动和维持肿瘤生长。肿瘤微环境构成了肿瘤赖以生长的支架和屏障。微环境可控制肿瘤细胞的进展使之处于休眠状态，而改变的微环境又可使肿瘤细胞再度活化。

肿瘤社会的基础为肿瘤细胞和微环境。肿瘤社会是建立在生理分化的基础上。人类个体在许多方面都彼此相同，因此其生理分化程度相对来说是微不足道的。但是，就肿瘤共同体而言，其存在恰恰取决于这样的生理分化。这与昆虫社会有相似处。

（三）稳态

肿瘤在发生发展过程中不断变异和进化，形成稳定的结构和功能。细胞分裂时端粒消耗可引起基因组不稳定，促进肿瘤发生。一旦肿瘤形成，恶性肿瘤克隆又常常通过端粒酶的过表达重新建立稳定的基因组。当一个细胞进行分裂时，它不仅精确地复制它的基因组，而且也要保持以前的基因表达水平。表观遗传记忆（epigenetic memory）是实现这一活动的基础。这通过几个相互合作的机制来完成，包括组蛋白后转录调节、转录因子、DNA甲基化和非编码RNAs。相对稳定的肿瘤及其微环境是肿瘤整体特征的体现。

（四）交流

交流是人类社会的意义之一。肿瘤的社会生命起源于肿瘤组分间以及与肿瘤微环境的交流。这主要通过各种信号传导通路来实现。自身有足够的生长信号是肿瘤的六大标志之一，也可能是肿瘤的主要交流方式。

二、肿瘤的生命特征

生命体具有遗传、代谢、繁殖、进化和意识的特征，肿瘤本身也具有这些生命特征。

（一）遗传

宿主本身的遗传特质（host "climate"）是肿瘤发生和发展的重要决定因

素，而遗传所致的基因组不稳定可能是肿瘤发生的基础。尽管我们的生活方式对遗传不起直接的作用，但我们仍然可以对遗传起间接的作用，这种影响的途径就叫做选择。细胞选择是肿瘤进化的动力。

（二）代谢

肿瘤细胞有不同于正常细胞的代谢机制。肿瘤细胞的能量供应主要依赖于无氧糖酵解，丙酮酸激酶作为这一过程的限速酶，含两个异构体，分别为PK-M1 和 PK-M2。活性低的 PK-M2 无法将糖酵解途径中的中间体全部转化为丙酮酸，导致这些中间体合成丝氨酸进入氨基酸代谢途径，从而促进了肿瘤的生长。另一方面，肿瘤细胞中的线粒体数量并没有明显减少，提示肿瘤细胞的线粒体功能是异常的。研究发现，肿瘤细胞内的功能异常线粒体存在自噬障碍。

（三）繁殖

基于胚胎发育及成体组织的自我更新的理解，设想可能存在特殊的干细胞亚群。CSCs 假说预测肿瘤中有一小部分具有干细胞特征的肿瘤细胞，这部分细胞通过干细胞不对称分裂和自我更新能力的调节启动和维持肿瘤的增殖。播散肿瘤细胞（disserted tumor cells，DTC）与其新的微环境相互作用，以获得生长和生存优势，最终逃避休眠并在新的器官中完全形成新的病灶。目前尚不清楚这些稳定不变的播散肿瘤细胞是休眠还是仍有一定的繁殖能力，单个 DTC 是否等同于转移仍有争论。

（四）进化

肿瘤细胞总是可以不断变异，建立在特定环境中生存的能力，或转移到其他器官获得更多的生存空间。按照达尔文自然选择理论，肿瘤启动后便克隆进化，经过两次或多次累积变化后形成亚克隆。肿瘤进化可以概括为以下三个步骤：压力诱导的基因组不稳定、遗传和表观遗传异质性、自然选择介导的基因组突变。进化的结果使肿瘤对微环境适应。体细胞突变导致细胞基因、遗传和表观遗传的累积变异，产生新的表型。这种新表型在增殖、血管生成和侵袭行为等方面的增加使肿瘤细胞适应能力强，维持或促进肿瘤在不同环境和压力下的持续生长。

（五）意识

我们知道，社会和意识是同一整体的不同方面，即人类意识是社会性的而社会又是意识性的。这有一个问题：肿瘤是否具有意识？在某种意义上说，是的。肿瘤对治疗的反应性就是肿瘤意识极生动的例子。当不同的肿瘤细胞暴露于治疗下，敏感的细胞会凋亡，而不敏感的细胞则继续生长。

一个肿瘤细胞不能形成肿瘤，只有具备各种"社会分工"的不同类型细胞才能构成肿瘤。肿瘤本身是一个具有遗传、代谢、繁殖、进化和意识特征的生命整体。

如果我们考虑产生人的生命的两个源泉，遗传和交流，我们发现肿瘤也是社会的产物。探讨肿瘤的社会属性可以改变肿瘤治疗策略。既然肿瘤是一个具备社会性的生命整体，提示我们系统治疗的重要性。Pienta 等提出"生态治疗"概念，强调调变微环境较消灭肿瘤更有意义。Reichle 等从系统生物学研究了肿瘤的多靶点系统治疗，取得了较好的疗效。肿瘤社会性研究可能成为未来肿瘤研究的重要方向。

第 13 章　肿瘤的发生

第 1 节　选　择　论

　　自然和我们选择了健康与否。选择论的观点不仅是突变和进化的统一，也是肿瘤发生的起源。选择论的观点为：①肿瘤的发生是个体和环境选择的结果；②这种选择决定了随机突变的方向；③累积突变是不利选择的叠加；④优势选择可能阻断肿瘤。我们可以通过选择阻断肿瘤的发生和发展。

　　对于大多数成人肿瘤，从个体暴露致癌剂到肿瘤形成大概需要 20 年时间，然后存活 0.5～15 年。当环境和内源性 DNA 损伤超过 DNA 修复能力时随机突变发生。如果控制基因组稳定的基因早期发生突变，增加了突变率，这样随机突变的细胞能够克隆增殖并累积突变。这个过程有太多的选择，因为甚至一个癌基因的失活也足够导致肿瘤消退。自然和我们选择了健康与否。选择论的观点不仅是突变和进化的统一，也是肿瘤发生的起源。

一、突变和进化的统一

　　20 世纪初，现代分子生物学方法证明了肿瘤的发生是独立的体细胞突变的过程。基因组和表观遗传的变化也成功筛选。然而，正常的突变率并不能解释癌变的发生。这产生了一个假说，即肿瘤的体细胞突变需要基因组的不稳定，这个不稳定性可增加基因突变率或染色体异常。对于这一学说的支持是在 DNA 修复基因突变散发肿瘤中观察到增高的突变率，和常见肿瘤中的染色体组型紊乱。但是，基因组不稳定性的争论似乎忽略了自然选择的力量，这正是达尔文进化过程的根本（图 12）。

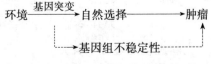

图 12　肿瘤发生的自然选择过程

基因组不稳定性和自然选择间的争论实际上是戴维斯和达尔文主义者之间的分歧，前者是孟德尔遗传学的再发现者。戴维斯相信进化是突变而非选择的结果。他持这一观点是因为他所研究的植物中看见了高突变率。种群遗传学发现者 Fisher RA 认为非常少的有益的自然选择和非常低的突变率可能促进进化过程。这个理论同样用于肿瘤（图13）。

基因组──→基因组不稳定──→突变表型──→肿瘤相关基因突变

图13 肿瘤呈现突变表型

基因突变提供了肿瘤发生的优势选择。这种选择的直接效果超过了突变增加基因组不稳定性和肿瘤进化的间接效果。基因组不稳定性常常是自然选择的副产品，它可能在肿瘤后期对肿瘤的行为有重要影响。

二、肿瘤发生的起源

选择论的观点体现 4 个方面：诱变易感、选择突变、克隆进化和阻断模式，每个环节分别对应自然选择、个体选择、免疫选择和生存选择。

癌症病因中，一个突出的问题是为什么在相同的环境中，某些人患了癌症，而另一些人不患癌症？这个问题主要涉及个体的遗传易感性。由于生物学多样性，人类的异同性，个体对于致癌物暴露所引起的作用其敏感性不同。除少数由于生殖细胞遗传所引起的肿瘤，如先天性视网膜母细胞瘤外，大多数癌症是由于体细胞突变引起。在体细胞突变过程中，携带有某些遗传缺陷的个体，在外环境进行初次或多次打击后发生癌变。

可以认为癌基因或抑癌基因在肿瘤的因果通路中起始动作用。基因在外环境作用之前就已存在于细胞内。这意味着基因能决定风险因素被细胞接受并与之发生作用以及后面的发展方向。然而，肿瘤形成的多步骤并不是多个癌基因激活和抑癌基因失活的简单罗加。在肿瘤组织中，一个癌基因可能发挥关键的作用。究竟哪个基因会发生突变可能是自然选择和个体选择的结果（图 14，图 15）。

风险因素──随机──→癌基因易感性──自然选择──→基因组不稳定性──个体选择──→累积突变

图14 选择论（1）

随机论──→突变论──→选择论

图15 选择论（2）

肿瘤的发生是一个克隆进化的过程。首先，一个细胞经历了一次基因突变，使其在一般正常细胞不足以分裂的条件下能够进行细胞分裂，结果是子代细胞也具有亲代细胞同样的不正常分裂能力，使这种细胞分裂继续下去；随后，这些细胞中的某一个又获得了一次基因突变，使其生长和分裂的能力进一步加强。经过多次累积突变和免疫选择，这个细胞逃脱了机体的免疫监视并最终变成了肿瘤细胞。从而使"二次打击"学说上升为"克隆进化理论"。在这个过程中我们有太多的选择去阻断肿瘤的发生（图 16）。

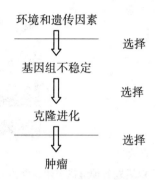

图 16　肿瘤发生与选择论

我们所论及的肿瘤阻断，其目的是减少肿瘤发生的概率。恶性细胞大的特征是突变，在人类肿瘤中的突变并非来自正常的低突变。相反，肿瘤细胞呈现一个突变表型，肿瘤细胞的突变率远远高于正常细胞。人体肿瘤组织中的突变率为 2.2×10^{-6}，是人体正常组织的 200 倍。这说明人体基因组在肿瘤中的不稳定性。人体正常组织的突变率 $< 5 \times 10^{-8}$，这意味着经过 45 次细胞分裂形成一个包含 5×10^{13} 细胞的个体，突变率 $< 10^{-10}$。最近的实验证明，人类肿瘤中包含着克隆突变和非扩增（随机）突变，这种随机突变更易导致肿瘤的发生。无论饮食、营养、化学干预、肿瘤逆转和心理社会支持，都可能减少这种随机突变的发生，从而阻断肿瘤形成。然而，肿瘤的发生有较大的随机性。什么人，什么环境，什么时候发生肿瘤至少目前难以控制。

引起人类肿瘤的主要原因是包括饮食因素在内的环境因素，因此是可以预防的。肿瘤的预防，特别是对高危人群的干预显得尤为重要。当我们对遗传、免疫、环境等无法选择时，我们可选择合理的营养饮食、健康的生活方式和良好的心理状态。针对肿瘤发生的病因，我提出了肿瘤阻断的模式：饮食营养、化学干预和肿瘤逆转（图 17）。在这个逐渐增强的阻断过程中我也相

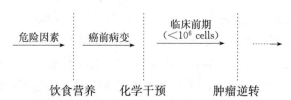

图 17　肿瘤阻断模型：饮食营养、化学干预和肿瘤逆转构成肿瘤阻断的 3 道屏障

信心理社会支持系统的重要作用。

这一切都可归结为统一的理论：选择论。概括上面的内容为：①肿瘤的发生是宿主和环境选择的结果；②这种选择决定了随机突变的方向；③累积突变是不利选择的叠加；④优势选择可能阻断肿瘤（图18）。这个观点和人择原理有异曲同工之妙。

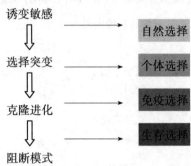

图18　我们可以通过各种选择来阻断肿瘤的发生和发展

我们应该珍惜美妙的生命，我们可以截断一届一劫的绝望，我们可以选择健康。而这不仅让几个肿瘤学家理解，我们所有人，万万千千的普通人都能知道的故事。

第2节　从有序到无序

人体是高度复杂的有序整体。肿瘤的发生是人体从有序向无序转变的结果。这个过程包括四个阶段：有序期，临界期，无序期和崩溃期。

尽管我们发现了越来越好的肿瘤理论和模型，肿瘤学家每天还是被这个问题所困扰：为什么每个患者都有不同的和不能预测的结局？对于肿瘤这个复杂系统，现有的理论既不能改变过去，也不能预测未来。肿瘤存在的悖论：肿瘤是抵抗人体衰老的方式，却最终导致人体死亡；另一方面，肿瘤是整体的一部分，却不受整体控制；肿瘤依赖人体而存在，同时却通过转移寻找更大的生存空间而最终杀灭人体。我们无法准确地解出制约肿瘤的每一个细胞或分子相互作用的方程。我们需要构建更好的理论来理解肿瘤。

人体是高度复杂的有序整体。基因组不稳定和微环境改变打破这种秩序，一群细胞复制失控，增殖大于死亡，人体进入无序状态，直至人体这个复杂系统崩溃。从有序到无序的临界点犹如宇宙的初始状态，在极短时间内形成大量肿瘤细胞，且继续膨胀。这似乎和累积突变的进化论不一致。膨胀的肿瘤最终耗尽人体的能量，犹如熄灭的恒星。整个肿瘤发生的简史可以分为四个阶段：有序期、临界期、无序期和崩溃期。

一、有序期

迄今为止，所有的最复杂系统是我们自己的身体。智慧生命逐渐意识到，宇宙整体及其万物是由规律制约的。我们对生物分子基础的理解也表明生命过程是由物理和化学定律制约的，因此正如行星轨道那样是被确定的。有序是整个人体生命活动的基础。

二、临界期

一个肿瘤细胞的产生并不意味着肿瘤发生，整个机体的无序孕育了肿瘤生物体。在遗传所致的基因组不稳定基础上，胚胎干细胞发生基因突变。越来越多的证据显示，人体内的多能干细胞和胚胎干细胞可能在分化过程中转化为肿瘤细胞；正常干细胞在异常的环境因素下可能扮作肿瘤起始细胞而促进肿瘤发生。

临界期决定肿瘤的发生。我们推测，在临界点，正常干细胞短时间内转化为肿瘤细胞并快速复制。这个过程会出现肿瘤前期细胞（progenitor cells）、祖细胞（progenitorcells）、癌前干细胞（pre-cancerous stem cells，pCSCs）和肿瘤干细胞（cancer stem cells，CSCs）等肿瘤起始细胞。

基因组不稳定和微环境的改变会打破人体的秩序。遗传所致的基因组不稳定可能是肿瘤发生的基础。人类早期胚胎发育时的基因组不稳定性是促进胚胎细胞肿瘤形成的重要因素。胚胎发育保持基因组稳定所必需的核磷蛋白（nucleophosmin）的失活与癌变有关。在随机突变驱动下的选择进化过程中，癌基因激活后诱导随机的非整倍体，并融入基因组。基因组的不稳定作为驱动肿瘤形成的原动力，诱导细胞遗传和表观变化。人体微环境的改变可能加速人体通过临界点进入无序状态。微环境对控制细胞静止、增殖和生存有主要作用。干细胞巢对细胞决定（cell decision）有重要影响。干细胞是分化还是继续保持干细胞状态依赖于干细胞巢的微环境。越来越多的证据显示，炎症微环境有促肿瘤作用。Lee 等对肿瘤侵袭转移的动力模型研究证实，缺氧和酸性微环境可以抑制肿瘤增殖，但可促进侵袭表型的转化。被视为肿瘤"第七大标记性特征"的免疫微环境作为肿瘤微环境有机整体的重要组成部分，其所起作用越发受到重视。免疫不仅能消灭癌细胞或抑制它们的生长，还能筛选更适合宿主微环境的癌细胞或建立适宜的肿瘤微环境促进肿瘤生长。这些因素加起来，推动正常细胞在极短时间内转化为肿瘤细胞。

三、无序期

肿瘤可看作是机体内部紊乱的结果，达尔文的进化论"不能预见未来，也不能计划它"。肿瘤在人体中承担的角色是模糊的。它不仅不发挥作用，甚至影响其他的组织器官功能而导致整个机体处于混乱状态。这种无序表现为组织器官分工模糊、生物行为失控和不能预测，包括肿瘤复制失控、凋亡和增殖失衡、代谢异常、肿瘤血管生成、人体免疫紊乱及肿瘤微环境形成。

（一）复制失控

失控的复制是肿瘤的六大标志之一。正常分化细胞可产生信号抑制干细胞的分裂和自我更新，而肿瘤细胞必须逃脱这种反馈机制，获得失控的复制。肿瘤细胞周期的失控有几个特征：并非组织生长需要；不受基质或分化基因影响；不需要外源性生长信号来维持或促进增殖状态；避开 DNA 损伤或其他损伤后增殖停滞的正常控制。肿瘤细胞周期的调控失常导致了肿瘤的失控复制。

（二）凋亡和增殖失衡

肿瘤的发生，实际上也是"细胞增殖与凋亡失调"的结果。细胞周期的正常调控受到破坏是肿瘤的核心问题，包括复杂的网络、肿瘤微环境与 DNA 损伤产生的各种应激信号，最终决定细胞的增殖或死亡。

（三）代谢异常

肿瘤细胞代谢的变化表现为从有氧氧化向无氧糖酵解的转化，即使在有氧条件下肿瘤细胞也应用这种代谢方式。无氧糖酵解提供了肿瘤细胞的生存优势。能量代谢的改变也可以增加细胞存活和增殖，转移细胞的能量多来源于糖酵解。

（四）肿瘤血管生成

肿瘤新生血管不仅是肿瘤获得能量的源泉，更是控制机体的信息通路。肿瘤血管生成是肿瘤细胞和宿主微环境之间动态交叉效应的结果。令人惊奇的是，抗血管生成治疗能导致局部侵袭和远处转移的增加，血管生成抑制剂会促进肿瘤播散。

（五）人体免疫紊乱

肿瘤的形成意味着肿瘤细胞对不利环境的适应。一方面，肿瘤的快速生长需要能量；另一方面肿瘤需要逃避机体的免疫攻击。最近的研究发现二者是相互联系的，肿瘤细胞的代谢可能推动免疫逃逸并导致整体免疫紊乱。

（六）肿瘤微环境形成

肿瘤微环境是一个动态的过程。当肿瘤起始细胞或肿瘤细胞在适宜的微环境生长后，刺激局部微环境并形成肿瘤微环境。肿瘤微环境可理解为肿瘤细胞所处的外部环境。肿瘤微环境由细胞、可溶性因子、信号分子和细胞外基质等构成，而细胞包含免疫细胞、血管生成细胞、淋巴内皮细胞和成纤维细胞等。肿瘤微环境具有组织缺氧、pH 降低、营养缺乏和肿瘤血管生成等特点。

四、崩溃期

肿瘤继续膨胀，转移至远处，促进机体免疫崩溃并最终杀灭人体。

（一）肿瘤转移

转移潜能的获得是肿瘤进展过程中的早期事件，这一发现与原有的有关转移潜能是进展后期克隆选择而逐渐获得的经典理论不一致。基于胚胎发育及成体组织的自我更新的理解，设想可能存在特殊的干细胞亚群（CSCs）可产生原发灶和转移灶，并且这些细胞本身对传统疗法耐受。CSCs 对放疗和化疗均不敏感，可能是肿瘤复发转移的根源。播散肿瘤细胞（DTC）与其新的微环境相互作用，以获得生长和生存优势，最终逃避休眠并在新的器官中形成新的病灶。

（二）免疫崩溃

在肿瘤的发生过程中，人体的免疫系统经历了免疫逃逸、免疫紊乱和免疫崩溃三个阶段。肿瘤内包含淋巴细胞、骨髓来源抑制细胞、巨噬细胞和树突状细胞，这些免疫细胞的失调和损害，帮助了肿瘤细胞免疫逃逸。

（三）永生和衰老对立

肿瘤细胞可突破 Hayflick 界限而达到永生。癌细胞的恒久生命与导致人死亡的衰老过程看起来似乎是相对立的。生与死的对立必然导致人体复杂系统的崩溃。

海森伯不确定性原理是世界的一个基本的性质，虽然迄今仍有许多哲学家还不能充分理解它。其原理是讲不可能同时精确地确定一个粒子的位置和速度。不确定性的肿瘤模型告诉我们：如果人们不能准确地测量肿瘤现在的状态，那么就肯定不能准确地预言将来的事件！人类总想控制未来，或者至少要预言将来发生什么。然而我们在预言肿瘤发生方面并没有长足的进步。

对于肿瘤这个复杂系统，现有的理论既不能改变过去，也不能预测未来。在对象是人的情况下，因为不能解开确定我们行为的方程，所以我们利用人拥有自由意志的有效理论，并产生了心理学科学。如果肿瘤也有独立的自由意志，我们是否可发展一个预测肿瘤发生发展的有效理论？有效理论研究肿瘤的自由意志，理解肿瘤的行为如何参与创造了肿瘤的可能历史和未来。我们需要采用所谓的有效理论，它可能缩小和消灭因果的差异。如果能将数学的严谨引入肿瘤意志和行为的许多方面，那么预言肿瘤的发生和未来将并非难事。

第3节　肿瘤微环境：因或果?

适宜的微环境可以引起基因组不稳定、提供支架和屏障、产生免疫豁免区域、诱导双向分化和形成许可微环境，促进肿瘤的发生。在肿瘤发展的过程中，肿瘤又形成组织缺氧、pH 降低、营养缺乏和肿瘤血管生成等特点的肿瘤微环境。肿瘤微环境既是肿瘤发生的原因又是肿瘤发展的结果。理解肿瘤微环境在肿瘤发生发展中的作用可能提供肿瘤治疗的新策略。

微环境与肿瘤细胞之间是密不可分的功能整体，这一概念与 100 年前 Paget 提出的"种子-土壤"学说不谋而合。肿瘤微环境由肿瘤细胞、间质组织和细胞外间质构成。虽然肿瘤微环境已经成为肿瘤的标志特征之一，然而肿瘤微环境在肿瘤形成前后是否一样，肿瘤微环境是肿瘤发生的原因还是结果还尚不清楚。本文讨论肿瘤微环境在肿瘤发生发展中的地位。

一、微环境是肿瘤发生的原因

适宜的微环境是肿瘤生长的"土壤"，可以引起基因组不稳定、提供支架和屏障、产生免疫豁免区域、诱导双向分化和形成许可微环境，促进肿瘤的形成，因此是肿瘤发生的原因。

（一）引起基因组不稳定

肿瘤微环境的不利影响除了直接导致遗传突变和 DNA 链断裂等多种 DNA 损伤外，还会通过损害 DNA 修复通路的功能，间接导致基因组不稳定，促进肿瘤生成。肿瘤在发生过程中会有许多复杂的遗传学改变。这些遗传学改变部分来自肿瘤细胞本身，而越来越多的证据显示相当一部分基因的不稳定性由肿瘤周围微环境引起。

（二）提供支架和屏障

微环境构成了肿瘤起始细胞赖以生长的支架和屏障。例如，微环境中的某些角落（niche）会为某些肿瘤细胞亚群提供一个庇护所，从而使这些细胞亚群对治疗产生天然的抵抗。

（三）产生免疫豁免区域

被称为肿瘤"第七大标记性特征"的免疫微环境作为肿瘤微环境有机整

体的重要组成部分，其所起的作用越发受到重视。局部免疫反应越强，越不利于肿瘤生长。反之，则越有利于肿瘤生长。免疫系统在肿瘤发生发展中发挥双重作用：一方面攻击肿瘤细胞抑制肿瘤生长；另一方面，可以筛选适应微环境的肿瘤细胞存活或建立适宜的微环境促进肿瘤进展。肿瘤内包含淋巴细胞、骨髓来源抑制细胞、巨噬细胞和树突状细胞，这些免疫细胞的失调和损害，帮助了肿瘤细胞免疫逃逸。另外，免疫微环境还可以影响肿瘤细胞的生物学特性。因此，免疫抑制的微环境限制了目前免疫治疗的效果。

（四）诱导双向分化

炎症微环境可引起肿瘤内启动干细胞和正常干细胞的双向转化，这决定了细胞表型的可塑性。研究发现，微环境可以调节肿瘤内的上皮间质转化，启动肿瘤的形成。这和 Medema 的研究结果一致，即微环境驱动的信号可以调节干细胞的命运和上皮分化。

（五）形成许可微环境

肿瘤细胞自己可诱导一个许可环境（a permissive niche），除了诱导间质巨噬细胞和成纤维细胞的蛋白水解酶、刺激血管生成外，甚至可提供一个选择性压力，促进间质细胞突变。这个许可微环境逐步形成肿瘤微环境。

另外，炎症的微环境有促肿瘤作用，有助于细胞的增殖和生存，促血管生成与转移，干预免疫反应，改变对激素和化疗的效应。

二、肿瘤微环境是肿瘤发展的结果

肿瘤微环境是一个动态的过程。当肿瘤起始细胞或肿瘤细胞在适宜的微环境生长后，刺激局部微环境并形成肿瘤微环境。肿瘤微环境可理解为肿瘤细胞所处的外部环境。肿瘤微环境由细胞、可溶性因子、信号分子和细胞外基质等构成，而细胞包含免疫细胞、血管生成细胞、淋巴内皮细胞和成纤维细胞等。肿瘤微环境具有组织缺氧、pH 降低、营养缺乏和肿瘤血管生成等特点。

（一）组织缺氧

当肿瘤进展到一定程度，实体瘤组织会产生缺氧区域。肿瘤细胞会采用两个方法来适应缺氧环境：一是重新建立一套细胞内葡萄糖/能量代谢的方案；二是刺激血管生成来增加氧气的供应。缺氧相关信号的激活可以重塑细胞外基质。

（二）pH 降低

许多研究推测，缺氧增加机体葡萄糖的消耗，糖酵解不是用于大量的能源生产，而是酸的产生，这提供了肿瘤产生的酸性内环境。细胞对酸性内环境的适应是通过 Na^+/K^+ 交换器和其他的蛋白质，如碳酸酐酶上调 pH。pH

降低可以导致在 DNA 复制过程中起重要作用的 DN 解螺旋酶和多聚酶等多种蛋白质和结构异常。另外，酸性微环境可以促进肿瘤侵袭。

（三）营养缺乏

肿瘤细胞的能量供应主要依赖于无氧糖酵解。丙酮酸激酶作为这一过程的限速酶，含两个异构体，分别为 PK-M1 和 PK-M2。活性低的 PK-M2 无法将糖酵解途径中的中间体全部转化为丙酮酸，导致这些中间体合成丝氨酸进入氨基酸代谢途径。异常代谢引起肿瘤微环境中的营养缺乏。

（四）肿瘤血管生成

肿瘤微环境中有多个信号分子和通路，影响血管生成。另一方面，肿瘤细胞的细胞外间质释放微血管，这些微血管可以传递肿瘤微环境细胞之间的信号。肿瘤血管生成是肿瘤微环境的重要标志。理解肿瘤微环境中血管生成刺激或抑制因子可以发展新的治疗策略。

微环境与肿瘤细胞相互作用，形成内稳态，提供了肿瘤生存、增殖的土壤。为适应肿瘤微环境的变化，肿瘤细胞也需要进行遗传和适应性改变，以便能进一步生存、增殖。微环境可控制肿瘤细胞的进展，使之处于休眠状态，而改变的微环境又可使肿瘤细胞再度活化。因此，肿瘤的发生发展并非由上皮细胞或微环境单方面决定，而由二者相互作用所构成的肿瘤-宿主界面微环境的平衡状态所决定。

微环境的组成和功能在肿瘤细胞"入住"前后是不同的，前者为肿瘤细胞提供免疫保护，使肿瘤细胞逃逸免疫攻击；后者主要是有新生血管形成。肿瘤微环境既是肿瘤发生的原因又是肿瘤发展的结果。针对微环境中非肿瘤成分的治疗联合传统的抗肿瘤细胞治疗，不仅能取得更好的效果，而且这些细胞的基因组较为稳定，不易产生耐药。理解肿瘤微环境在肿瘤发生发展中的地位可以改变我们对肿瘤治疗的策略。

第 4 节　肿瘤退化论

与细胞进化相反，肿瘤细胞也出现退化（devolution）现象。肿瘤退化表现为肿瘤细胞衰老、死亡和干细胞耗竭。退化的机制为免疫微环境的宿主保护、端粒缩短、线粒体失调和肿瘤细胞周期改变。理解肿瘤退化论可以改变对肿瘤治疗的策略。

肿瘤已不单是突变的癌细胞，更像一个多种细胞类型和成分组成的新器官，与其所处的微环境构成了一个复杂的社会。肿瘤内普遍存在遗传变异，产生这种异质性的主要原因是基因组不稳定，进而导致肿瘤克隆进化

(clonal evolution)。肿瘤进化是肿瘤克隆扩增、变异和选择的适应过程。虽然治疗干预能够消灭肿瘤克隆，但选择压力不可避免地导致抵抗克隆的出现。与肿瘤细胞进化相反，肿瘤细胞也出现退化（devolution）现象。肿瘤退化是肿瘤社会从相对有序向无序状态演变的过程，其无序表现为组织器官分工模糊、生物行为失控和不能预测。研究肿瘤退化的形式及其机制有深远的理论意义。

一、肿瘤退化的形式

（一）肿瘤细胞衰老

当癌基因异常激活时，正常细胞进入细胞衰老程序———一种细胞周期阻滞或不可逆的生长停滞状态，是细胞阻止肿瘤发生的重要机制。肿瘤细胞也有衰老的发生，染色质结构改变和端粒功能失调等均可引起肿瘤细胞衰老。显然，衰老是细胞自发的肿瘤抑制机制，也是肿瘤退化的主要表现之一。靶向肿瘤合成代谢诱导肿瘤细胞衰老可能是癌症的重要治疗策略。

（二）肿瘤细胞死亡

正常细胞都有一定的寿命，届时即"凋亡"，而癌细胞则一直增殖下去。肿瘤细胞凋亡可能是肿瘤退化的一种表现，也为控制癌症提出了新出路。哺乳动物细胞的凋亡分为两个途径：激活细胞表面前凋亡受体信号的外源性途径和破坏线粒体膜完整性的内源性途径。当细胞 DNA 损伤时，细胞周期阻滞并激活 DNA 修复机制。如果这个过程失败，则激活凋亡受体和（或）线粒体凋亡级联反应，启动细胞凋亡。激活细胞表面的死亡受体促进肿瘤细胞凋亡是一种有前景的治疗策略。

（三）肿瘤干细胞耗竭

肿瘤干细胞（cancer stem cells，CSCs）假说预测肿瘤中有一小部分具有干细胞特征的肿瘤细胞，这部分细胞启动和维持肿瘤生长，并与肿瘤转移有关。肿瘤中亚克隆（subclones）的维持可能来源于不同 CSCs（即 CSCs 的异质性）的自我更新和复制。当 CSCs 耗竭时，肿瘤失去了分裂和自我更新的干细胞，不能补充死亡的肿瘤细胞，肿瘤逐渐消退。

（四）肿瘤消退

肿瘤自发消退是一种十分罕见而又迷人的生物学行为，也是肿瘤退化的主要表现。肿瘤消退部分原因是在内源性分化诱导剂影响下，肿瘤自发性分化逆转，但也可能是宿主自身的免疫功能引起肿瘤细胞的杀伤。肿瘤细胞的扩增依赖于营养供给。氧在控制新生血管形成、糖代谢、肿瘤存活和播散等方面至关重要，而这些作用由缺氧诱导因子（hypoxia-inducible factor，HIF）调节。靶向 HIF 调节的肿瘤代谢和细胞内 pH 控制系统可以促进肿瘤细胞坏死和肿瘤消退。Fareed 等证实，通过免疫组织化学法评估肿瘤退化及 ERCC1 核蛋白可能是接受新辅助化疗的食管贲门肿瘤有希望的疗效预测因子。研究发现，肿瘤退化程度（tumour regression grade，TRG）与生存受益密切相关（$P=0.038$）。Ventura 等体内实验显示，恢复内源性 p53 抑癌基因的表达可以导致肿瘤消退，其机制是诱导肿瘤细胞凋亡和细胞衰老。

二、肿瘤退化的机制

（一）免疫微环境由肿瘤促进转变为宿主保护

众所周知，部分肿瘤的自发消退联系着细菌、病毒和霉菌等急性感染。急性感染引起的发热可能刺激免疫细胞如自然杀伤细胞、巨噬细胞和树突状细胞，发挥抗肿瘤的免疫反应。机体免疫有宿主保护和肿瘤促进双重作用：不仅能消灭肿瘤从而抑制肿瘤生长，还能筛选肿瘤细胞亚群或建立适宜的肿瘤微环境而促进肿瘤进展。修饰免疫编辑就是打破机体和肿瘤的免疫平衡，实现从免疫耐受到免疫清除的改变，引起肿瘤退化。

（二）肿瘤新生血管正常化

肿瘤微环境有许多影响血管生成的信号分子和通路，而肿瘤血管生成的状态主要由刺激因子和抑制因子的平衡来决定。血管正常化可能是肿瘤退化的表现之一。研究显示，肿瘤相关巨噬细胞的极化可以促进肿瘤血管正常化和发挥抗肿瘤免疫；小 GTP 酶 R-Ras 可以调节肿瘤血管完整性和功能。

（三）端粒缩短

端粒消耗可以引起基因组不稳定，促进肿瘤发生。一旦肿瘤形成，恶性肿瘤克隆常通过表达端粒酶而重新建立稳定的基因组。肿瘤细胞普遍存在端粒丢失，这来源于四个因素的影响：肿瘤细胞在脆点位置双链断裂（double-strand breaks，DSB）增加、端粒位于脆点、端粒附近的 DSB 导致染色体不稳定和染色体修复功能缺陷。端粒酶活性降低和端粒功能失调，进一步限制肿瘤复制也是肿瘤退化的主要形式之一。新近发现，干细胞端粒缩短联系着端粒 DNA 损伤反应和凋亡。

（四）线粒体失调

癌细胞的恒久生命与导致人死亡的衰老过程看起来似乎是相对立的。但令人吃惊的是，癌细胞和衰老过程的生物学基础却是相合的。线粒体代谢似乎可以对这两个问题进行合理解释。线粒体代谢异常在肿瘤细胞增殖和衰老过程中发挥重要作用。肿瘤周期性地从它的宿主中获得线粒体。这可能是因为肿瘤自身的线粒体有更多的突变率和宽松的选择而逐步退化，但宿主线粒体更适宜生存。当宿主线粒体功能失调，肿瘤不能获得正常的线粒体，导致肿瘤细胞增殖停滞和肿瘤细胞衰老。Kaplon 等研究显示，调控线粒体的丙酮酸脱氢酶在癌基因诱导的细胞衰老中发挥关键作用。

（五）细胞周期调控改变

肿瘤细胞周期的失控有几个特征：并非组织生长需要；不受基质或分化基因影响；不需要外源性生长信号来维持或促进增殖状态；避开 DNA 损伤或其他损伤后增殖停滞的正常控制。肿瘤细胞周期的调控失常导致了肿瘤的失控复制。细胞周期的正常调控受到破坏是癌的核心问题，包括复杂的网络、肿瘤微环境与 DNA 损伤产生的各种应激信号，最终决定细胞的增殖或死亡。当肿瘤细胞周期调控改变，可能导致细胞增殖减慢或进入细胞休眠（G0-G1期），最终表现为肿瘤消退。

三、肿瘤退化的意义

与其他生物体一样，肿瘤不仅一味进化，而且也有退化现象存在。肿瘤退化提示我们对癌症治疗策略的改变，因为消灭肿瘤实际上加速了癌抵抗和复发的出现。深入理解肿瘤消退的内在机制，通过改变机体免疫微环境和肿瘤新生血管状态，或控制端粒、线粒体和细胞周期功能，诱导肿瘤细胞衰老、死亡或消退，可能是对癌治疗的有效策略。

第 5 节　必然或偶然？

肿瘤的发生有偶然性。基因组不稳定、表观遗传记忆改变、线粒体 DNA 突变、自然选择和克隆进化共同构成了肿瘤偶然发生的基础。肿瘤发生的偶然性提示肿瘤预防的可能。

肿瘤是整体调控失常的全身性疾病，其发生是人体生命过程的必然阶段；另一方面，肿瘤也可能就是人类 DNA 序列随机突变和自然选择差错的结果。如果承认肿瘤的行为的确由基因确定，那么以如此多的变量来确定结果在实际中似乎不可能，这意味着肿瘤的发生有偶然性。虽然高通量技术和计算模型的广泛应用开启了生物学功能和机体研究的新纪元，我们仍无法确知肿瘤的发生。当思考肿瘤的发生时，只需记住一段哲学思考："人生中，我们的很多选择都是正确的，但人生往往不能如愿。"

一、基因组不稳定

人类早期胚胎发育时的基因组不稳定性是促进胚胎细胞肿瘤形成的重要因素。基因组不稳定可以启动癌基因激活和抑癌基因失活，扰动肿瘤细胞凋亡、增殖、细胞周期和端粒失调，使肿瘤获得持续生长信号。如果控制基因组稳定的基因早期发生突变，增加了突变率，这样随机突变的细胞能够克隆增殖并累积突变，并最终可能形成肿瘤，这个过程有太多的偶然性。研究发现，在卵巢癌形成早期有端粒缩短和基因组不稳定。胃肠道肿瘤中也广泛存在基因组不稳定，一些重要的分子靶标，如 ERBB2、FGFR1、FGFR2、EGFR 和 MET 都有扩增现象。引起基因组不稳定的原因较多。引起基因组不稳定的原因较多。Janssen 等研究显示，染色体分离错误可能导致染色体结构改变，进而引起子代细胞染色体移位，这是肿瘤发生过程中基因组不稳定的主要原因。Tanaka 等发现，在乳腺癌组织中存在端粒融合，提示端粒失调可能是基因组不稳定的重要起因。另外，细胞分裂时端粒消耗可引起基因组不稳定，促进肿瘤发生。

二、表观遗传记忆改变

近年来对于肿瘤的发生更多关注细胞遗传和表观遗传的变化，这些包括微卫星不稳定性、染色体不稳定和 CpG 岛甲基表型等细胞遗传，以及 DNA 甲基化、组蛋白修饰和微小 RNAs 等表观遗传的改变。基因组不稳定作为驱动肿瘤形成的原动力，诱导细胞遗传和表观变化，这种变化的累积形成了肿瘤细胞。另外，表观遗传信息通过 DNA 甲基化等代代相传，这必须逃脱表观遗传重组。表观遗传重组发生在原始的生殖细胞和受精过程。piwi 核苷酸（piwi-interacting nucleotides，PiRNA）可实现表观遗传记忆这种非孟德尔遗传。PiRNA 可以识别"外来基因"并永久沉默。表观遗传记忆改变者不能识别"外来基因"，使病毒等外来基因融入人体基因组并多代相传。

三、线粒体 DNA 改变

在生物的不断进化过程中，适当的线粒体 DNA（mitochondrial DNA，mtDNA）成分插入整合至核 DNA（nuclear DNA，nDNA）对生物进化有意义，但不良的插入整合可能导致肿瘤的发生。nDNA 以及 mtDNA 可以在细胞内游走，mtDNA 一旦获得游离于线粒体外的机会，它可能会像致瘤病毒那样，通过核膜随机整合到 nDNA 中。如果整合刚好发生在肿瘤相关基因上，可能会导致癌症发生。与 nDNA 相比，mtDNA 缺乏组蛋白的保护，而且没有有效的损伤修复系统，因此 mtDNA 极易受到致癌物的攻击。研究发现，mtDNA 突变频繁出现在各种人类肿瘤中，而 mtDNA 的改变可以影响核编码基因的表达，从而启动细胞转化。肿瘤的随机发生提示肿瘤是一种年龄相关性代谢疾病，表现在 mtDNA 异常所致的代谢失调和糖酵解增强为特征的代谢改变。

四、自然选择

20 世纪初，现代分子生物学方法证明了肿瘤的发生是独立的体细胞突变的过程。然而，正常的突变率并不能解释癌变的发生。这产生了一个假说，即肿瘤的体细胞突变需要基因组的不稳定，这个不稳定性可增加基因突变率或染色体异常。但是，基因组不稳定性的争论似乎忽略了自然选择的力量，这正是达尔文进化过程的根本。种群遗传学发现者 Fisher RA 认为非常少的有益的自然选择和非常低的突变率可能促进进化过程，这个理论同样用于癌症。基因突变提供了肿瘤发生的优势选择。这种选择的直接效果超过了突变增加基因组不稳定性和肿瘤进化的间接效果。肿瘤的形成就是突变和细胞选择的结果，尤其是达尔文的细胞选择更是肿瘤发生的主要动力。另外，细胞竞争在肿瘤发生中也发挥重要作用。胚胎时的每个细胞包含同样的遗传信息，但某些细胞可分化为心肌细胞，另一些细胞分化为脑细胞，说明了环境因素对细胞分化的影响。这类机制不过是被肿瘤细胞所利用了。

五、克隆进化

肿瘤异质性反映了肿瘤进化的历史。肿瘤内异质性来源于肿瘤发展中肿瘤亚克隆的形成，超过 50％的肿瘤细胞都有亚克隆，由于选择性压力或基因突变所致的克隆扩增促进了肿瘤进化。肿瘤形成涉及肿瘤细胞、细胞外基质、肿瘤血管和免疫细胞的复合进化。新近发现，克隆进化和肿瘤内异质性通过激活 Akt/mTORC1 信号通路驱动肿瘤进展。

爱因斯坦始终认为量子理论不完备，并且留下了一句名言——"上帝不是在掷骰子"。对此，霍金认为，上帝是在掷骰子，也就是说物理学在很大程度上是由概率来决定的，也因此我们无法确知未来。在此事上，霍金倒是不乏英国式幽默，他说："我注意到，即使是那些声称世界上一切事物都已经事先注定而无法改变的人，他们在过马路前也会仔细地往两边看。"我们无法预知人体正常细胞的基因组不稳定、表观遗传改变和 mtDNA 改变，也无法掌控自然选择和克隆进化，这些偶然的总和当然也会产生偶然的结果。我们无法预言什么人什么时间患肿瘤，甚至肿瘤的过去和将来一样不是已被确定的。肿瘤的发生就是偶然的结果。

第 14 章　肿瘤拥有自由意志吗？

肿瘤作为复杂的生物系统，具有自由意志的行为表现。现有的科学定律不能预言肿瘤的行为，我们需要构建新的有效理论，而自由意志可被镶嵌其中。

人类花费了几千年才从神话的朦胧走向理性的澄明。古罗马时代的 Galen 相信肿瘤是黑胆汁的聚集，直至 19 世纪的 Muller 提出肿瘤产生于胚基，所有的理论都是基于由规律制约的决定论。在以后的肿瘤史上，从"种子与土壤学说"到"二次打击理论"，再到现代基因突变理论和肿瘤干细胞假说，我们发现了越来越好的理论和模型。然而似乎忽略了自由意志的存在，仍没有摆脱决定论的禁锢。虽然我们对肿瘤的认识由实体迈向了生命体，但智慧生命不愿相信肿瘤也拥有自由意志。如果肿瘤拥有自由意志，那么肿瘤不仅有一个历史，而是参与创造了多种可能的历史和未来。我们需要有效理论和模型来理解它。

一、肿瘤拥有自由意志

宇宙处在科学定律的王国。自然定律在现代科学中通常可用数学来表述。它们既可以是精确的，也可以是近似的，但是它们必须毫不例外地被观察和预言。有些人宣布自我意识可能是人类独有的东西，可以在不同的行动过程中作为选择的能力。从 3000 年前发现肿瘤起，我们就一直假设：肿瘤是外来的异物，是恶的，它的存在就是夺走我们的生命，而一切的手段就是消灭肿瘤。但是，自称为万物之灵的我们却忽视了最重要的一点：肿瘤可能是有自由意志的生命体。

人们何以认识到一个存在是否具有自由意志？原则上，通过检测这个存在的行为能否被预言。机器人的行为是完全被确定的，不像是有自由意志生物的行为。我们无法预言肿瘤的行为，肿瘤是在运用自由意志吗？肿瘤首先是一个生物体，这意味着具有自由意志的可能。其次它是一个复杂的系统，以至我们人类的智慧不能预言其行为。最重要的是，肿瘤具有自由意志的行为表现。

（一）生物为稳定并能复制自身的有限尺度的复杂系统

20世纪是生命体知识的大爆炸时代，特别是关于构成所有生命体的分子的知识。对于癌症的生物学基础，我们的了解也远多于过去。肿瘤本身是一个具有遗传、代谢、繁殖、进化和意识特征的生命整体。或许还具有感知、认知、学习、情感等自由意志。这个领域尚未有人涉及。

（二）任何复杂的存在都具有自由意志

因为生物演化基本上是在遗传可能性空间中的随机漫游，所以它非常缓慢。从35亿年前高度复杂的DNA分子出现，到形成迄今为止所有的最复杂系统——我们自己的身体，人类DNA的整个序列需要30卷百科全书来描述。即使最复杂的系统，仍然不能精确到不出现差错的程度。肿瘤可能就是这种随机突变和自然选择差错的结果。如果承认肿瘤的行为的确由基因确定，那么以如此多的变量来确定结果在实际中似乎不太可能。

尽管我们感到我们可以为所欲为，我们对生物分子基础的理解表明生命过程是由物理和化学定律制约的，因此正如行星轨道那样是被确定的。然而，我们无法准确地解出制约肿瘤的每一个细胞或分子相互作用的方程。

（三）肿瘤具有自由意志的行为表现

肿瘤也许从未想过："这个人就是我要控制的王国。"可是它的确是不断复制壮大，或转移寻找更大的生存空间，或对外来的打击积极抵抗。人们发现，消灭肿瘤实际上加速肿瘤抵抗和复发的出现。另外，如果多药耐药是肿瘤记忆的话，也多了肿瘤拥有自我意识的证据。肿瘤存在的悖论：肿瘤是抵抗人体衰老的方式，却最终导致人体死亡；肿瘤是整体的一部分，却不受整体控制；肿瘤依赖人体而存在，同时却通过转移寻找更大的生存空间而最终杀灭人体。这也许就是肿瘤自由意志的表现。

（四）肿瘤发展变化是自由意志的结果

人体是高度复杂的有序整体。基因组不稳定和微环境改变打破这种秩序，一群细胞复制失控，增殖大于死亡，人体进入无序状态，直至人体这个复杂系统崩溃。这个从有序向无序的过程就是肿瘤发展变化的过程，完全是肿瘤拥有自由意志的结果。人类总想控制未来，或者至少要预言将来发生什么。然而我们在预言肿瘤发生方面并没有长足进步。

肿瘤具有自由意志的思想听起来像是科学幻想，但并非不可能。一旦它被当做事实而广被接受，可能完全颠覆目前我们对肿瘤理解的理论和方法。有谁能说肿瘤的智慧不是超过我们自身？

二、有效理论

对于肿瘤，我们有一长串问题不能回答：肿瘤的自由意志与人类的自由意志有多少差异？肿瘤的自由意志与其生物特征有多少联系？我们的意志是否可以控制或影响肿瘤的意识？肿瘤的自我意识是独立的还是与我们相互作用？但是我们中的大多数并没有被此类问题所困扰。

（一）定律不能预言肿瘤的行为

如果肿瘤的发生仅仅是基因突变，那么我们看到的肿瘤远远没有现在这么多。因为突变也是在遗传可能性空间中的随机漫游，其概率太低。爱因斯坦基于上帝不玩弄骰子的论断反对量子理论中的随机元素。然而事实是，我们无法预言什么人什么时间得肿瘤。甚至，肿瘤的过去和将来也不是已被确定的。我们需要构建更好的理论来理解肿瘤。

（二）构建有效理论

在对象是人的情况下，因为不能解开确定我们行为的方程，所以我们利用人拥有自由意志的有效理论，并产生了心理学科学。经济学也是有效理论，它基于自由意志的观念以及如下假设，人们估计可能的不同行动过程，并且选择最佳者。如果肿瘤也有独立的自由意志，我们是否可发展一个预测肿瘤发生发展的有效理论？有效理论研究肿瘤的自由意志，理解肿瘤的行为如何参与创造了肿瘤的可能历史和未来。我们需要采用所谓的有效理论，它可能缩小和消灭因果的差异。

智慧生命逐渐意识到，宇宙整体及其万物是由规律制约的。这种决定论的观点似乎使自由意志无容身之处。对于肿瘤这样极复杂的生物系统，人们可以采用有效模型。如果我们能找到肿瘤的有效模型，而自由意志可被镶嵌其中，从此物我合一。

肿瘤行为研究也许可以出现意想不到的转折。把肿瘤作为独立的生物体观察其行为，这比分析其结构更有前途。如果能将数学的严谨引入肿瘤行为的许多方面，那么预言肿瘤的发生和未来将并非难事。为了最深入地理解肿瘤，我们需要知道肿瘤是怎样行为的。构建肿瘤有效理论也许是超过我们能力之外的任务，但是我们应该尝试。

第 15 章　肿瘤为什么存在？

肿瘤为什么存在？这个问题似乎哲学家已不能回答。肿瘤存在具有必然性、矛盾性和模糊性的特征。我们需要建立优雅的理论来改变肿瘤治疗策略。

对癌症究竟应寻找并消灭之，还是让其生存？提出这一问题是因为消灭肿瘤实际上加速肿瘤抵抗和复发的出现。我们不得不从新的视野来思考肿瘤治疗的策略。分析肿瘤的存在之谜就是新的尝试。

一、科学哲学

我们生活在这时而亲切时而残酷的世界中，不断提出一长串问题：我们怎么理解肿瘤？肿瘤从何而来？肿瘤为什么存在？本来这是哲学家要回答的问题，但哲学似乎跟不上科学的步伐。在我们探索肿瘤的旅程中，科学家已成为高擎火炬者。

存在是一个容易造成困难的概念，因此它也是一个让哲学家们感兴趣的概念。然而似乎看不到哲学对这类问题的思考和回答，尽管肿瘤已经威胁到人类的生存。探讨肿瘤的存在可推测肿瘤是否可防可治。如果肿瘤的存在是必然的，其预防的作用甚微；如果肿瘤的存在是合理的，其治疗的意义将不大；如果肿瘤的存在是真实的，那么我们可建立优雅的模型来预测其发生发展。而这需要科学哲学来回答。

二、存在之谜

肿瘤是人体生命过程的必然阶段，也是整体调控失常的全身性疾病。肿瘤存在具有必然性、矛盾性和模糊性的特点。

（一）必然性

1961 年，Hayflick 等提出 Hayflick 界限这一概念，揭示出细胞增殖动力和寿命是有限的。肿瘤细胞可突破 Hayflick 界限而达到永生。肿瘤的发生可理解是机体抗衰老的一种形式。癌细胞的恒久生命与导致人死亡的衰老过程看起来似乎是相对立的。但令人吃惊的是，癌细胞和衰老过程的生物学基础却是相合的。线粒体代谢似乎可以对这两个问题进行合理解释。肿瘤细胞中的线粒体数量没有明显减少，提示肿瘤细胞的线粒体功能是异常的。这与衰老过程线粒体功能下降相一致。

肿瘤也可以理解为人体孕育的新生物体，犹如"古树发新芽"。随着新生物体的成长，旧的人体死亡，这是生命存在的形式，也是自然法则。然而人类却无法接受这种结果。衰老是必然的。在衰老的过程中，始终伴随着抗衰老的力量，这也是自然法则。无疑，肿瘤是抵抗衰老的最有力的方式，因此其发生也是必然的。如果人体没有衰老而死亡，这种情形将是偶然。

（二）矛盾性

在过去长达半个世纪人类与肿瘤的斗争中，虽然在癌细胞的基因、生物化学和功能改变等方面获得了一些发现，但如今的肿瘤年龄调整死亡率同 50 年前相比几乎没有什么变化。我们产生疑问：人类在"end cancer"的征途中是否会像物理学中寻找"永动机"一样徒劳？或者像追寻"长生不老"一样荒谬？要想清晰地回答这个问题似乎比较困难。我们知道的是，肿瘤的存在有其矛盾性。肿瘤存在的悖论：肿瘤是抵抗人体衰老的方式，却最终导致人体死亡；肿瘤是整体的一部分，却不受整体控制；肿瘤依赖人体而存在，同时却通过转移寻找更大的生存空间而最终杀灭人体。既然肿瘤的存在并非合理，因此其治疗就并非徒劳。另一方面，调变机体和肿瘤使二者自然和谐，比消灭肿瘤更有前途。

（三）模糊性

虽然细胞重复分裂这一简单法则统治着肿瘤的结局，然而每种肿瘤在接受不同治疗后仍有不同的预后。肿瘤学家每天还是被这个问题所困扰：为什么每个患者都有不同和不能预测的结局？对于肿瘤这个复杂系统，现有的理论既不能改变过去，也不能预测未来。未来发展的模糊理论（chaos theory）可以建立能够反映肿瘤生长动力的数学模型，或许会是统一理论的候选者。如果能证实的话，它将是人类对癌症之战的终极胜利。

肿瘤存在的必然性提示我们，预防可以延缓肿瘤的发生。然而随着年龄的增加，肿瘤发生的概率将越来越高。肿瘤是否可治？因肿瘤存在的矛盾性，肿瘤治疗的策略应放在调和机体和肿瘤的矛盾上。

三、伟大理论

体细胞突变理论是近 50 年来癌症研究中最有影响的理论，然而随着时间的推移产生了越来越多的疑问。肿瘤似乎是一个独立的组织器官，其增殖是所有细胞缺陷的结果。肿瘤的治疗策略也从传统的细胞毒治疗（cyto-toxic therapies）向细胞调变（cyto-education）转变。新的分子观点也快速应用到癌症治疗中。但是，这仅仅是癌症之战的开始。

根据实证主义哲学，肿瘤之所以存在是因为存在一个描述它的协调的理论。因为如果没有这个理论，肿瘤就会消失。人们寻求这个理论的旅程就是一部伟大的史诗：经典的体细胞突变理论、肿瘤干细胞、新近的胚胎发生理论、基因组理论、表观遗传记忆、自噬理论，直至可能的终极理论。肿瘤的存在是真实的。依赖模型的实在论可能为我们提供一个更真实的肿瘤存在的解释。一个模型是好模型，包括以下几点：①它是优雅的；②它包含很少任意或者可调整的元素；③它和全部已有的观测一致并能解释它；④它对将来的观测做详细的预言，如果这些预言不成立，观测就能证伪这个模型。

我们只不过是宇宙中的普通栖居者，并非存在于它的中心而优越地成为特殊生物，因此人体的存在或消失和其他生物一样，也受自然定律制约，正如行星轨道那样是被确定的。我们正在努力寻找这个伟大的理论，但愿我们能找到它。寻找肿瘤存在的定律或建立优雅的理论模型，是分析肿瘤存在的目的之一。另一方面，可以帮助我们改变肿瘤治疗策略，或寻找机体与肿瘤的共生共存平衡点，或调变肿瘤使其休眠、消退和逆转，可能比目前的杀灭肿瘤更合理。

第 16 章 如何告诉肿瘤患者真相?

告诉肿瘤患者真相在发展中国家是一件困难的事情。探索和理解肿瘤患者知情的问题有普遍的意义。本文讨论是否、何时和如何告知肿瘤患者真相。强调尊重肿瘤患者权利和个人偏爱、重视肿瘤患者心理评估、选择合适的时机和方法及提高交流的技巧,从而使肿瘤患者最大程度地从告知中受益。

告诉肿瘤患者真相在发展中国家是一件困难的事情。家庭成员常常反对告诉患者真相。当自主(autonomy)逐渐成为医患关系的关键词时,在世界许多国家仍未将告诉真相作为通常的标准。尽管一致认为医患之间开诚布公的交流是有益的,然而告诉患者肿瘤的诊断和预后往往受到多方面的抵抗。我国的医生、患者和他们的家属也相信肿瘤患者不应该知道他们的诊断。在过去的几年里,人们对于是否告诉肿瘤患者实情的态度已发生了巨大变化,探索和理解肿瘤患者知情的问题有普遍的临床意义。本文讨论如何告诉肿瘤患者真相。

一、尊重肿瘤患者权利和个人偏爱

人们担心告诉肿瘤患者真相可能引起患者本人心理问题和拒绝治疗。有的肿瘤患者家属甚至认为告诉真相会对患者造成伤害和痛苦。Al-Amri 等研究的一项问卷调查显示,绝大多数患者(99%)希望知道他们所患疾病的全部信息,所有患者都不希望对他保守真相。几乎所有患者都想知道治疗的益处和不良反应及他们的预后。因此,虽然在告诉肿瘤患者真相的态度上存在文化差异,但绝不应该以这种差异为理由而拒绝尊重肿瘤患者权利和个人偏爱。患者的年龄、性别、肿瘤类型、语言和文化背景不同,但尊重肿瘤患者权利和个人喜好应该是相同的。实际上,否认患者的自主权才可能对患者造成伤害,也可能给医护人员留下困惑和窘迫。选择告诉肿瘤患者真相的合适时机和合理方法是尊重肿瘤患者权利和个人偏爱的良好表现。

二、重视肿瘤患者心理评估

患者的个人偏爱联系着年龄、情绪和处事方式等。其他的变量如接受教育水平也和患者能否接受真相相关。因此，通过个体心理评估选择是否和如何告诉患者真相，是逐步告诉真相的第一步。医生要考虑患者的态度、行为、问题、肢体语言、面部表情和他们的专业知识及经历，综合评估患者的焦虑及对疾病知情的要求。对肿瘤患者的心理评估是一个多方面和复杂的任务，医生不仅要考虑患者的语言和非语言线索，更要考虑其他因素，如环境因素和患者特征变量。Bantum 等通过评估计算机内容分析计划的效度来鉴定肿瘤患者的情感表达。研究发现，语言调查和词语表达（linguistic inquiry and word count，LIWC）方法较精神内容分析和诊断（psychiatric content analysis and diagnosis，PCAD）方法在快速鉴定肿瘤患者的情感表达方面有优越性。通过问卷调查，综合评估肿瘤患者对坏信息的承受能力，显然可以帮助医生了解他们的患者情感和信息需求。根据心理评估结果，选择是否告知、何时告知、如何告知和告知多少等，似乎更加科学和可靠。

三、选择适宜的时机和方法

医生在告诉肿瘤患者真相的时候面临一个这样的问题：我将告诉谁？如果我们仅仅认为，从伦理和法律角度，疾病的诊断、治疗和预后的信息属于患者个人，那么我们将排除患者的家属和家庭。这样，又引起另一个问题：患者的受益是什么？回答这样的问题和面临两难的处境，我们必须运用自己的经验并灵活处理。患者和家庭是一个动态的整体系统，经历患病前的平衡到患病后的紊乱或危机。因此，在决定告知的策略和方法方面，和患者家属成员的交流沟通发挥着关键作用。Kallergis G 等采取下述方法：①首先，评估患者拒绝接受的程度和个体特征，同时搜集有关患者家庭的相关信息，得到一个家庭动态的大致轮廓；②然后我们从护士那里收集关于家庭气氛的信息，如家庭成员和患者的关系、主要决定者等；③总结患者和家庭成员的资料；④决定告诉患者真相的步骤。实际上，告诉真相给患者家属是一个最佳的方法。因此，帮助建立肿瘤患者和其家属的良好关系似乎比告诉真相更重要。总之，在告知肿瘤患者真相时，我们要采取谨慎的方法，包括治疗的受益和预后。

四、提高交流的技巧

国家和地区不同，是否和如何告诉肿瘤患者真相及告知多少仍存在差异。无论文化背景，肿瘤的诊断无疑会影响家庭结构和家庭平衡。为了避免患者的绝望无助，多数家庭往往拒绝告知患者真相。建立由医疗专业人员、患者和家庭三方面构成的团队，可以提高信息交流的数量和技巧。Costantini A 等研究显示，开展交流技巧提高班可以帮助年轻肿瘤医生战胜文化、社会和态度障碍，获得必需的人际交流技巧，从而更好地和患者进行交流。另外，配偶帮助的情感交流是一种新的干预方法，可以有效阻止患者拒绝谈论病情及焦虑和担心。一项研究显示，41%的患者配偶在患者生命的最后几个星期才被告知或根本不知情。这提示在医务人员和患者配偶之间仍有较多空间去提高交流水平。和患者家属特别是其配偶的交流，是提高患者告知技巧的一条捷径。

五、结语

肿瘤诊断的告知必须在尊重患者的自主、尊严和自由选择的基础上而变化。传统的道德观念可能阻止医生和肿瘤患者之间的告知。并不是所有患者都期望告知坏消息，Montazeri A 等的发现与期望相反。研究显示，不知道肿瘤诊断的患者有一个更好的身体、社会和情感生活质量。这似乎就是我们所说的文化差异。我国的医生、患者和他们的家属也相信不应该告知肿瘤患者真实的诊断。这样，护士也需要增加应对这种局面的训练。

总之，在是否和如何告知肿瘤患者真相的问题上，我们要尊重肿瘤患者的权利和个人偏爱。在评估患者心理基础上，选择适宜的时机和方法，和患者家属特别是其配偶多沟通交流，提高患者告知技巧，以患者最大程度从诊断告知中受益为目标，可能是我们能做到的。探索增强医生、患者及其亲属的情感沟通方法可能是肿瘤患者告知的未来研究内容。

第 17 章　肿瘤的营养

饮食营养有促癌和抑癌双重作用。饮食营养通过 miRNA 调节、表观遗传修饰、核内周期控制和免疫微环境改变影响肿瘤的发生发展。准确的营养评估有助于早期营养干预。

肿瘤患者常常热衷于寻找食物选择、功能锻炼和饮食营养等方面的信息以提高生活质量和生存期。许多研究也尝试去阐明营养支持对肿瘤发生发展的影响。然而迄今为止，这个问题尚无明确答案，一些研究结果是矛盾和模糊的。营养对肿瘤发生发展是促进或抑制？营养支持对肿瘤患者是利或弊？这是每个临床肿瘤医生将要回答的问题。

一、营养对肿瘤发生发展的双重作用

营养有促癌和抗癌双重作用。包括水果、蔬菜等植物食品、Ω-6/Ω-3 多不饱和脂肪酸和鱼类可以抗癌。另一方面，水果和蔬菜摄入不足及高摄入红肉、酒精、脂肪、精制糖可增加风险。正常范围内的热量控制和体重可减少肿瘤发生。对于儿童而言，妊娠期矿物质和维生素摄入、延长母乳喂养也可能降低肿瘤风险。饮食营养的利或弊尚待深入研究。

（一）饮食营养的促癌作用

高脂肪饮食可能是肿瘤的重要病因，与肿瘤的发生密切相关。研究发现，顺式脂肪酸和胆固醇促进肿瘤的发生。过量的肉类摄入可增加肿瘤患者的死亡率，不仅是心血管疾病。越来越多的证据显示，这些因素也影响肿瘤的发展和预后。肥胖和超重不仅与乳腺癌的发生相关，更可能导致较差的预后。因此，合理的营养和体重控制是肿瘤预防的重要环节。

（二）饮食营养的抑癌作用

富含水果和蔬菜的饮食可能降低食管鳞癌的发生风险。研究发现，头颈部肿瘤患者术前服用精氨酸和 n-3 脂肪酸等免疫营养可减少术后并发症和住院时间，其机制可能是其影响了炎症因子和免疫因子的分泌。有研究指出，对于乳腺癌患者，低摄入 n-3 多不饱和脂肪酸的女性患者体内 CRP 水平是高摄入群的 4.5 倍，包括动脉粥样硬化等多种并发症发生率明显提高，进一步影响了肿瘤患者的整体生存期。体重减轻有临床意义，Mariani 等相信这个信号应该被肿瘤学家关注，建议早期营养支持可能提高肿瘤患者生活质量和临床预后。研究证实，胰腺癌患者肠外营养可明显改善营养状况和提高治疗效果。

二、营养影响肿瘤发生发展的机制

（一）miRNA 调节

许多研究证明了非编码 RNAs，特别是微小 RNA（microRNAs，miR-NAs）在肿瘤形成中的作用。生物活性饮食成分如叶酸盐、姜黄素、多不饱和脂肪酸等可以影响肿瘤的发生发展。这些食物成分可能通过调节 miR-16、miR-17、miR-26b、miR-106b 和 miR-200 家族的 miRNAs 和它们的靶基因水平发挥作用。最近研究认为，营养素和其他生物活性食物成分可调节 miRNA 表达而发挥抗癌作用。更有甚者，饮食因素可调控肿瘤发生发展过程中 miRNA 表达和它们的 miRNA 靶标，这些过程包括凋亡、细胞周期、分化、炎症、血管生成、转移及各种信号通路。

（二）表观遗传修饰

对营养和肿瘤相互作用的位点和研究已经有 40 多年的历史了。饮食中的营养素提供了表观修饰作用所需的反应底物，其供应量也对表观修饰作用有影响。表观遗传影响肿瘤的发生发展，因为表观遗传失调常发生在肿瘤形成的早期并且是可逆的。靶向表观基因组的干预策略可能用于肿瘤预防。具有抗肿瘤潜能的食物成分如叶酸盐、多酚、硒、视黄酸、异硫氰酸盐和丙烯复合物可以影响 DNA 甲基化和组蛋白修饰。这些食物可影响细胞增殖、死亡和分化基因的表达。乳腺癌的发生可能涉及生活方式和饮食营养等因素。乳腺癌中基因表达谱的改变提示表观遗传的关键作用。营养和表观遗传的相互影响决定了乳腺癌的发生。

（三）核内周期控制

多倍体和非整倍体是肿瘤细胞的特征之一。核内周期是正常细胞周期的变异形式，细胞只进行 DNA 复制而不发生胞质分裂，形成相同多线染色体的多倍体细胞。核内周期由 DNA 合成期（S 期）和分裂期（G 期）构成，但无有丝分裂。Zielke 等研究发现，通过改变营养或雷帕霉素靶点信号通路可影响 E2F1 转录因子的翻译，进而改变核内周期的进程。

（四）免疫微环境改变

营养的合理摄入是维持内稳态包括免疫功能平衡的必要条件。20 世纪 90 年代以来人们开始发现某些营养素包括锌、硒、谷氨酰胺等可以通过选择性激活或抑制体内基因表达，调节免疫微环境，预防肿瘤的发生。新近研究提出免疫营养有助于改善胃食管肿瘤术后免疫功能。

三、营养风险的评估

准确的营养筛选和评估有助于预防肿瘤的发生发展。另外，营养风险记分可以评估治疗期间是否需要营养干预。虽然有各种各样的营养评估方法，但没有"金标准"。临床上应根据患者的条件选择合适的营养评估方法。Tu等评价了主观全球评估（subjective global assessment，SGA）、营养不良筛选工具（malnutrition universal screening tool，MUST）和营养风险指数（nutritional risk index，NRI）三种营养评估方法。推荐 MUST 作为常规的结直肠癌患者营养状态评估方法，因为 MUST 较 SGA 和 NRI 更简洁易行和便宜。通过 CT 进行身体构成测量（body composition measures，BCMs），Torres 等发现 BCMs 可以较好显示肿瘤患者的营养状态并预测预后。营养蛋白组学提供了人们认识饮食成分对肿瘤影响的机会，如控制正常细胞恶性表型转化的生物过程、鉴定对食物成分反应的蛋白变化和预测对食物成分的反应。

四、结语

营养对肿瘤发生发展的影响尚无定论。重要的是，营养的双重作用提示我们饮食营养和食物选择的重要性。另一方面，营养风险的评估对饮食营养的控制也有重要的指导作用。未来的营养基因组学（nutrigenomics）可能提供肿瘤预防的有用标志物，并鉴定肿瘤发生发展过程中由饮食成分和饮食模式调节的潜在分子靶标。

第 18 章　肿瘤的治疗

第 1 节　肿瘤分子靶向治疗疗效预测因子的研究进展

疗效预测因子检测可能改善肿瘤分子靶向治疗的预后。表皮生长因子受体（EGFR）、棘皮动物微管蛋白样 4-间变性淋巴瘤激酶（EML4-ALK）、人表皮生长因子 2（HER2）、KRAS、c-kit/PDGFRA 和血管内皮生长因子（VEGF）等是肿瘤分子靶向治疗的重要预测因子。

针对肿瘤重要分子途径治疗，肿瘤的靶向药物研究取得了很大进步。在接受分子靶向治疗前，进行分子标志检测对疗效预测是十分有意义的。本文根据肿瘤分子靶向治疗的重要循证研究结果，对肿瘤靶向药物的常用疗效预测因子做一简介。

一、EGFR 基因

表皮生长因子受体（epidermal growth factor receptor，EGFR）属Ⅰ型受体酪氨酸激酶家族，在多种人恶性肿瘤细胞中高表达。多项临床研究验证了对具有 EGFR 突变（外显子 19、21）的非小细胞肺癌（non-small-cell lung carcinoma，NSCLC），采用 EGFR 酪氨酸激酶抑制剂（tyrosine kinase inhibitors，TKIs）优于化疗。EGFR 突变是晚期 NSCLC 的预后因子，而且是对 TKIs 药物疗效的预测因子。由于头颈部鳞癌中 EGFR 的突变极为罕见，这可以解释为何传统的 EGFR-TKIs 与化疗相比没有优势的原因。

除了 EGFR-TKIs 以外，另一大类的 EGFR 抑制剂是 EGFR 单克隆抗体。Basavaraj 等研究证实尼妥珠单抗（nimotuzumab）与放化疗结合可以使过度表达 EGFR 的头颈部肿瘤（head and neck cancer，HNC）患者有生存优势，然而却没有发现 EGFR 基因拷贝数对西妥昔单抗（cetuximab）治疗 HNC 的预测作用。同样，EGFR 表达对预测结肠癌患者对 EGFR 单克隆抗体的疗效没有价值。研究显示 EGFR 高表达的食管癌，有易发生转移和存活期短等趋势。EGFR 表达率与食管癌的整体生存期（overall survival，OS）负相关。对于 EGFR 基因突变或表达是否能预测食管癌的分子靶向治疗尚缺乏研究。

二、EML4-ALK 融合基因

棘皮动物微管蛋白样 4-间变性淋巴瘤激酶（echinoderm microtubule-associated protein-like 4-anaplastic lymphoma kinase，EML4-ALK）可能是继 EGFR 基因突变之后的第二个有效靶点和预测因子。EML4-ALK 融合最初于 2007 年报道，由 2 号染色体短臂插入引起。2009 年 Shaw 等的研究结果发表，使人们逐渐认识到 EML4-ALK 易位代表了一类独特的 NSCLC 分子亚型。EML4-ALK 融合更容易在年轻患者以及更晚期的 NSCLC 中发生，EML4-ALK 的融合和 EGFR 基因突变同时存在尚未发现。这就意味着对肺癌靶向治疗而言，今后除了 EGFR 敏感突变这一显著的获益人群外，EML4-ALK 融合蛋白是显著获益的不同人群。

2010 年对 ALK 抑制剂 crizotinib 的初步研究报告显示，crizotinib 的疗效和 EGFR-TKIs 相似。对于 ALK 阳性的晚期 NSCLC 患者，在平均 6.4 个月的治疗期内，客观缓解率为 57%，疾病控制率达 90%，6 个月无进展生存率为 72%。目前关于 crizotinib 耐药机制的研究也有重要发现。Choi 等报道 EML4-ALK 激酶区域可发生两个突变，导致 crizotinib 继发耐药。

三、HER2 基因

人表皮生长因子 2（human epidermal growth factor receptor 2，HER2）阳性乳腺癌的靶向治疗药物主要包括 HER2 单克隆抗体和小分子酪氨酸激酶抑制剂。曲妥珠单抗（trastuzumab）可与 HER2 受体结合，阻断 HER2 相关的肿瘤生长信号通路，用于 HER2 阳性乳腺癌的晚期解救治疗、辅助治疗及新辅助治疗。帕妥珠单抗（pertuzumab）对 HER2 低表达晚期乳腺癌患者同样有效。对于 HER2 阳性而曲妥珠单抗治疗无效的转移性乳腺癌患者，帕妥珠单抗可增加曲妥珠单抗的疗效。拉帕替尼（lapatinib）是对 HER2 阳性乳腺癌治疗有效的靶向药物，对曲妥珠耐药或晚期转移患者是一新的选择。与其他酪氨酸激酶抑制剂不同，拉帕替尼可同时抑制 EGFR 和 HER2 的酪氨酸磷酸化。

ToGA 研究显示，对于 HER2 阳性胃癌患者，HER2 特异性靶向治疗药物曲妥珠单抗的治疗可使其临床显著获益。HER2 基因无疑是乳腺癌和胃癌靶向治疗的重要预测因子。

四、KRAS 基因

最初研究认为，接受 EGFR 单克隆抗体治疗的应该是免疫组化检测 EG-

FR 表达阳性的结直肠癌患者，但早期的临床研究证实 EGFR 的表达与治疗效果没有关系。而近期的研究越来越清楚地证实肿瘤细胞中 KRAS 突变与西妥昔单抗和帕尼单抗的疗效有关。目前 KRAS 基因的突变检测已成为一个更好的疗效预测指标。KRAS 作为 EGFR 下游最重要的信号节点，多个研究证实 KRAS 突变的结直肠癌患者不能从抗 EGFR 单抗治疗中获益。而西妥昔单抗联合标准化疗可使 KRAS 野生型的转移性结直肠癌患者获益。更新的结果显示对于 KRAS 野生型结直肠癌患者，西妥昔单抗联合 FOLFIRI 较单用 FOLFIRI 可提高有效率 20%，延长无进展生存时间（progress-free survival，PFS）1.5 个月和总生存期（overall survival，OS）3.5 个月。对于 KRAS 突变型患者则无提高。

然而，最新的研究发现，并不是所有的 KRAS 基因突变型患者都不能从 EGFR 单抗治疗中获益。KRAS 基因突变主要发生在 12 和 13 号密码子。12 号密码子突变最为常见。13 号密码子突变大约为 6%。13 号密码子突变的患者仍然可以从西妥昔单抗治疗中获得生存益处，其生存获益甚至接近 KRAS 野生型的患者。另外，KRAS 这一在结直肠癌分子靶向治疗中重要的预测基因在食管癌和胃癌似乎并不那么可行。

五、c-kit/PDGFRA

胃肠间质瘤（gastrointestinal stromal tumors，GIST）其发病机制之一是 kit 或血小板来源生长因子受体 α（platelet-derived growth factor receptor alpha，PDGFRA）基因的功能获得性激活突变。一般认为 c-kit/ PDGFRA 突变类型可以预测伊马替尼（imatinib）的疗效，其中 c-kit 外显子突变者的疗效最佳；PDGFRAD842V 突变可能对伊马替尼和舒尼替尼（sunitinib）原发耐药。舒尼替尼治疗原发 c-kit 外显子突变 9 突变和野生型 GIST 患者的生存获益优于 c-kit 外显子 11 突变患者；治疗继发性 c-kit 外显子 13、14 突变患者疗效优于继发 c-kit 外显子 17、18 突变。

六、VEGF 基因

血管内皮生长因子（vascular endothelial growth factor，VEGF）是血管生成最重要的因子。限制抗血管药物疗效的一个重要因素是至今没有明确的疗效预测指标。在肺癌中的研究提示，循环血浆 VEGF 基线高水平与应用贝伐珠单抗（bevacizumab）有效率提高有关，但不能预测 PFS 或 OS。而在乳腺癌中的 VEGF 基线水平低可延长 PFS。虽然贝伐珠单抗联合标准化疗对近期疗效的显著改善和生存期的延长足以使其成为未经选择的晚期结直肠癌患者的合适治疗方案，但 VEGF 似乎并不能预测其疗效。找到合适的疗效预测因子可能是提高抗血管药物疗效的关键。

在肿瘤治疗领域，我们已经真正进入了个体化治疗时代，可以根据患者的具体情况进行个体化治疗。然而，要达到真正意义上的分子标志物指导下的个体化治疗，还有大量的工作需要完成。寻找有效预测因子仍是肿瘤分子靶向治疗领域亟需解决的难点问题。

第2节　胃癌预测因子的研究进展

预测因子（predictive factors）是预示治疗反应的因素。胃癌预测因子的检测是实现胃癌个体化治疗的前提。本文分析胃癌的全身化疗（systemic chemotherapy）、辅助化疗（adjuvant chemotherapy）、新辅助化疗（neoadjuvant chemotherapy）和靶向治疗（targeted therapy）等治疗的预测因子，从而帮助筛选患者接受更有效的治疗。

ToGA 研究，一石激起千层浪。该研究证实胃癌患者 HER2 表达是曲妥珠单抗临床受益的最重要预测因子，也提示了预测因子检测在胃癌个体化治疗中的作用。寻找胃癌不同治疗模式中真正的疗效预测标志物，可帮助患者筛选和接受更有效的治疗，从而提高胃癌患者的预后。本文综述了胃癌的全身化疗、辅助化疗、新辅助化疗和靶向治疗等不同治疗的疗效预测标志物。

一、全身化疗

基因多态性影响肿瘤对药物的敏感性和毒副反应。人类是具有遗传多态性的群体，其基因组 DNA 序列中大约 90% 的变异形式是单核苷酸多态性（single nucleotide polymorphisms，SNPs）。Kin 等应用聚合酶链反应限制的片段长度多态性分析检测紫杉醇联合顺铂（DDP）化疗的晚期胃癌患者 10 个凋亡相关基因（LTA，TP53，BCL2L11，BID，FASL，caspase 3，caspase 6，caspase 7，and caspase 9）的 SNPs。研究发现，TP53 密码子 72 SNP 能预测胃癌对两药的反应，其 Arg/Pro 和 Pro/Pro 基因型预示着低化疗反应率。药物遗传学从遗传背景寻找与药物代谢和反应有关的遗传标记。Goekkurt 等检测 DDP 联合氟尿嘧啶（5-FU）化疗晚期胃癌患者的 10 个基因（TS，MTHFR，MTR，OPRT，XPD，ERCC1，XRCC1，XPA，GSTP1，GSTT1 和 GSTM1）的遗传多态性，也显示这些基因多态性对疗效有明显的提示作用。

一些分子生物学标志物也是胃癌化疗的预测因子。Ⅲ 类 β-微管的过表达与抗微管药物的耐药有关。高表达的 Ⅲ 类 β-微管预示胃癌患者对含紫杉类或长春瑞宾方案的低反应率。Akt 信号通路控制着肿瘤的生长和生存，Akt 磷

酸化（pAkt）预示胃癌术后口服 5-FU 有效。5-FU 代谢相关的多个基因遗传
多态性均与其疗效在不同个体之间存在差异。最常见的包括嘧啶核苷合成酶
基因（TS）、嘧啶核苷磷酸酶基因（TP）、乳磷酸转移酶基因（OPRT）和二
氢尿嘧啶脱氢酶基因（DPYD）。这些分子生物标志物的检测对接受 S-1 治疗
的晚期胃癌的筛选是有益的。研究表明，低 TP、低 TS 和高 DPYD 患者能从
S-1 治疗中获得生存益处。

二、辅助化疗

根治性胃癌术后的辅助化疗多用以 5-FU 为基础的化疗方案。DPYD 是 5-
FU 代谢失活的限速酶。当 DPYD 活性增高时，5-FU 分解代谢增强而易致对
5-FU 治疗的耐药。Grau 等研究发现 DPYD SNPs 与替加氟药效有关。与
DPYD2（C/T；Arg29Cys）基因型相比，DPYD1（A/G；Ile543Val）基因型
预示着接受替加氟辅助治疗的胃癌患者的总生存期更长。Kim 等研究了 PF 方
案（5-FU 联合 DDP）用于胃癌术后辅助治疗过程中，检测 5-FU 药物代谢酶
和表皮生长因子受体（epidermal growth factor receptor，EGFR）对疗效和预
后的预测作用，包括 EGFR、TS、DPD、TP、APK 和 ERCC1 等。研究表
明，EGFR 的低表达不仅不能从辅助化疗中获益，还可能是术后复发的重要
预测标志物。

三、新辅助化疗

最近的研究表明，替吉奥（S-1）用于进展期胃癌的新辅助化疗可以提高
患者生存期。OPRT 是 5-FU 磷酸化过程中的一个重要代谢酶，可能预测胃癌
患者对 S-1 的敏感性。为了证实胃癌组织中低 OPRT 是 S-1 耐药的预测标记
物，Sakurai 等应用酶联免疫吸附分析（ELISA）检测了接受 S-1 为基础的新
辅助化疗的胃癌患者中的 OPRT 水平。研究发现，低 OPRT 水平（OPRT<
2.0ng/mg）患者对 S-1 为基础的新辅助化疗无反应，从而证明了胃癌组织中
OPRT 水平能够预测患者对 S-1 的治疗反应性。对于接受以 DDP 为基础的新
辅助化疗的进展期胃癌，Fareed 等也提供证据证明 ERCC1 核蛋白表达的进展
期胃癌对新辅助化疗缺乏组织病理反应，这些患者的无进展生存时间和整体
生存期均较短。

四、靶向治疗

无论是体外试验还是临床研究证实，HER2 高表达的胃癌患者可从曲妥
珠单抗治疗中获得更大益处，因此目前认为，HER2 表达是曲妥珠单抗临床
受益的最重要的预测因子。ToGA 结果至少体现了筛选药物标靶指导下，实

施胃癌个体化治疗的优势。曲妥珠单抗联合 PF 化疗现在已是 HER2 高表达的进展期胃癌的标准治疗。贝伐单抗是针对 VEGF 的人源化单抗。AVA-GAST 研究正在进行贝伐单抗治疗胃癌的生物标志物的检测,我们期待着能从中发现一些和疗效相关的预测因子。EXPAND 研究将阐释西妥昔单抗以及各种预测因子在胃癌靶向治疗中的作用,如 K-ras/B-raf 突变、表皮生长因子受体(epidermal growth factor receptor,EGFR)基因拷贝数等。LOGIC 试验也纳入 HER2 阳性的胃癌患者,进行 XELOX 方案(capecitabine/oxalipla-tin)±Lapatinib 治疗。其结果将诠释 Lapatinib 的疗效和 HER2、EGFR1 分子的相关性。寻找特异性的预测标志物是目前胃癌分子靶向治疗研究工作的重点。

五、结语

预测因子是能判断治疗效果概率的因素,即该因素与治疗和干预措施有关,而与结果无关。实际上,一个因子往往同时具有预后和预测两者的价值,这大大增加了因子评价的复杂性。HER2 是一个生物标志物,其既是曲妥珠单抗临床受益的最重要预测因子,又是胃癌预后差的一个预后因子。NF-κB 也可能是胃癌的预后因素和化疗疗效预测因子。Wu 等研究发现 NF-κB 表达显著联系着胃癌淋巴结转移和Ⅲ/Ⅳ期患者的增加。另一方面,Long 等认为 NF-κB 在胃癌组织中激活并联系着化疗后的整体生存时间。

酸性鞘磷脂酶(acid sphingomyelinase,aSMase)是鞘脂类代谢中一种重要的酶,在凋亡、免疫、发育和肿瘤中发挥关键作用。aSMase 对肿瘤发生发展的影响反映在临床应用上 aSMase 可能成为有效的肿瘤预后和预测因子。然而 aSMase 在肿瘤中的研究较少,而且仅限于基础研究。Rebillard 等研究证明,aSMase 能调节化疗药物顺铂的毒性反应。这提示 aSMase 可能成为肿瘤疗效的预测因子。Zeidan 等发现,顺铂能诱导 aSMase 短暂的升高并重新分布至质膜。aSMase 敲除后可以保护细胞免受顺铂诱导的细胞骨架的变化。

表 6　胃癌不同治疗的预测因子

治疗模式	预测因子
系统化疗	Ⅲ类 β-微管、pAKT、TS、TP、OPRT
辅助化疗	DPYD SNPs、EGFR
新辅助化疗	OPRT、ERCC1
靶向治疗	HER2、EGFR、K-ras/B-raf

虽然我们总结了胃癌不同治疗的预测因子(表 6),实际上尚未得到良好的临床研究证实。因为预测因子的研究方法,一般应经历 3 个阶段:训练集

(training set)、证实集（validation set）和前瞻性随机对照研究。前两个阶段主要是寻找预测因子，而目前的预测因子研究几乎尚未到第三阶段。本文也仅仅是对胃癌预测因子的初步探索。基于预测因子的治疗选择而实现个体化治疗，这是我们寻找预测因子的目的。通过检测和筛选预测因子，使临床医生在治疗选择上更合理精确有效，从而实现真正意义上的肿瘤个体化治疗。

第 3 节　肿瘤免疫细胞靶向治疗的研究进展

免疫细胞治疗的一大障碍是缺乏肿瘤特异性靶向。基于 T 细胞、树突状细胞（dendritic cells，DCs）、骨髓来源抑制细胞（myeloid derived suppressor cells，MDSCs）和肿瘤相关巨噬细胞（tumor-associated macrophages，TAMs）的抗肿瘤靶向治疗直接将免疫细胞靶向肿瘤细胞，通过裂解肿瘤细胞、阻断肿瘤血管生成和调节免疫微环境发挥抗肿瘤作用。免疫细胞靶向治疗前景广阔。

自 20 世纪 80 年代初 Rosenberg 等首先报道应用 IL-2/LAK 细胞治疗晚期肿瘤获得成效以来，免疫活性细胞过继治疗在世界各国引起极大重视。近年来，过继性免疫治疗继续得到关注，有人报道转输遗传工程淋巴细胞后黑色素瘤转移灶消退，转输的细胞 1 年后在血液循环中仍存在。然而，免疫细胞治疗的一大障碍是缺乏肿瘤特异性靶向。基于免疫细胞的抗肿瘤靶向治疗直接将免疫细胞靶向肿瘤细胞，这将成为人类攻克癌症具有战略意义的研究方向。

一、免疫细胞靶向治疗的种类

（一）基于 T 细胞的靶向治疗

限制 T 细胞抗肿瘤免疫治疗的一大环节是 T 细胞如何接近肿瘤。表达嵌合抗原受体（chimeric antigen receptor，CAR）的 T 细胞过继性治疗是一种新的有前途的肿瘤免疫治疗。其治疗策略是用人工免疫受体遗传重组 T 细胞，通过 CARs 靶向肿瘤细胞，并由 T 细胞受体功能摧毁肿瘤。这种基因修饰 T 细胞的策略已经成为了现实。迄今为止，研究者设计出的 T 细胞已经能够靶向几种类型肿瘤细胞表面存在的肿瘤相关抗原，如上皮细胞癌表面存在的抗原 epCAM、卵巢癌细胞表面存在的 α-叶酸和淋巴瘤表面的 CD19 等。

临床前和临床研究均证实，靶向 IL-13Rα2、EGFRⅧ 和 HER2 的 CARs 遗传重组 T 细胞免疫治疗对胶质瘤有效。促红细胞生成素肝细胞癌 A2（erythropoietin-producing hepatocellular carcinoma A2，EphA2）可能是胶质瘤的有效靶点。Chow 等构建了 EphA2 特异性 CARs T 细胞。研究发现 EphA2 特异性 T 细胞治疗对 EphA2 阳性胶质瘤患者有效。无疑，基因工程 T 细胞靶向治疗是一种有效的肿瘤治疗方法。

（二）基于树突状细胞的靶向治疗

抗原转染树突状细胞（dendritic cells，DCs）增强细胞毒性 T 细胞反应是一个有前途的免疫治疗策略。这种方法也通过产生 T 滤泡辅助细胞而增强机体免疫。如何使肿瘤抗原直接靶向至 DC 发挥最大的功效呢？目前主要的策略是针对 DC 表面的若干 C 型凝集素受体设计靶向策略。DC 表面的 C 型凝集素受体包括 DEC205、DC-SIGN 等，可制备抗这些受体的单克隆抗体，与肿瘤抗原偶联，再与 DC 孵育，则肿瘤抗原通过靶向 C 型凝集素受体被 DC 更好地摄取，进行 I 类和 II 类抗原呈递。但这种策略只能靶向而不能充分激活 DC，因此同时偶联 TLR 配体，可同时靶向和激活 DC。研究证明，以携带肿瘤相关抗原基因的重组腺相关病毒转染树突状细胞为基础的抗肿瘤靶向性免疫治疗的患者可以接受且无严重不良反应。治疗非小细胞肺癌针对的肿瘤相关抗原有 CEA、CK19、Her-2/neu、survivin、MAGE-3A 和 PSMA 等。

（三）基于骨髓来源抑制细胞的靶向治疗

骨髓来源抑制细胞（myeloid derived suppressor cells，MDSCs）来源于髓性祖细胞，但并不分化为成熟的 DCs、中性粒细胞或巨噬细胞。MDSCs 可以抑制 T 细胞和自然杀伤细胞的功能。抑制 MDSCs 的过继性治疗可以改善肿瘤患者预后。MDSCs 较其他免疫细胞更易迁移到肿瘤部位而非其他组织。利用 MDSCs 作为转运载体，Eisenstein 等设计了连接 MDSCs 的重组肿瘤腺病毒。研究证明，携带 MDSCs 的腺病毒可以延长转移性结肠肿瘤荷瘤小鼠的生存期，未发现明显的毒性反应。另外，这种重组腺病毒通过促进 MDSCs 向传统的 M1 样表型分化而发挥直接的肿瘤杀伤作用。MDSCs 可以作为抗肿瘤靶向治疗的有效载体。

（四）基于肿瘤相关巨噬细胞的靶向治疗

肿瘤相关巨噬细胞（tumor-associated macrophages，TAMs）促进多种肿瘤的启动、增殖、转运、血管生成和免疫抑制。特别的是，TAMs 功能改变则可以抑制肿瘤生长。靶向转导药物进入 TAMs 的细胞特异性免疫性治疗前景广阔。Huang 等设计靶向转导寡核苷酸进入 TAMs 显示了较好的抑瘤效果，其机制可能是促进肿瘤酸性微环境的形成。

研究发现，TAMs 内部的 NF-κB 途径缺陷。因此，上调 TAM 的 NF-κB 活性也成为一种重要的策略，有助于恢复 TAM 本该具有的炎症功能和杀伤肿瘤功能。另外，TAMs 优先增殖和聚集于肿瘤的缺氧和无血管区域，这是缺氧诱导的一系列促血管生成因子如 VEGF、FGF、CXCL18 表达上调实现的，而这些因子的转录由转录因子 HIF-1 和 HIF-2 所控制。因此，靶向 HIF-

1 的干预策略可干扰肿瘤内 TAM 的聚集，阻断 TAM 的免疫抑制功能。Reis-feld 发现直接靶向肿瘤微环境中过表达原癌基因 Fra-1、转录因子 Stat3、成纤维细胞激活蛋白和 HER2 的 TAMs 可以抑制肿瘤的生长、转移和复发。

二、免疫细胞靶向治疗的机制

（一）裂解肿瘤细胞

负载肿瘤相关抗原的 DCs 或 T 细胞，不仅通过肿瘤相关抗原将免疫细胞靶向肿瘤细胞，同时抗原特异性细胞毒性 T 淋巴细胞（cytotoxic T lympho-cytes，CTLs）大量增殖。TCLs 逐渐向肿瘤细胞迁移、接触、融合并最终裂解肿瘤细胞，发挥杀伤功能。Di 等设计的重组腺病毒转染 DCs 的免疫治疗就是通过 CTLs 直接裂解肿瘤细胞达到抗瘤效果，这也是免疫细胞靶向治疗最重要的抗肿瘤机制。

（二）阻断肿瘤血管

靶向肿瘤抗原的 T 细胞治疗可以阻断肿瘤新生血管而消灭肿瘤。肿瘤是由表达不同原癌基因的肿瘤细胞构成，其异质性导致治疗失败。靶向表达原癌基因肿瘤细胞的治疗相对有效。研究证明，过继性 T 细胞治疗（adoptive T-cell therapy，ATT）可以消灭肿瘤，其机制是 ATT 破坏肿瘤血管。TAMs 可以促进肿瘤血管生成，通过靶向 TAMs 的非病毒抗血管生成基因治疗已进入研究视野。

（三）调节免疫微环境

在过去的几十年里，肿瘤的诊断和治疗取得了长足的进步。基于对一些免疫细胞的认识，免疫治疗也已进入临床。这些免疫细胞联系肿瘤相关炎症而促进肿瘤发生。免疫细胞靶向治疗可能中和肿瘤微环境的炎症而可能成为一个"神奇的子弹"。免疫抑制微环境可能限制了目前免疫治疗的效果。靶向黑色素瘤细胞抗原的细胞毒性 T 细胞过继性治疗虽然使转移性黑色素瘤消退，但肿瘤也常常播散。研究显示，炎症微环境中黑色素瘤细胞表型变异可能是 T 细胞免疫治疗失败的机制。基于这个研究，未来的 T 细胞治疗策略应当同时靶向黑色素瘤抗原和非黑色素瘤抗原，确保 T 细胞识别分化和未分化的黑色素瘤细胞，同时阻断肿瘤微环境中的免疫抑制成分以便维持 T 细胞的正常功能。

三、问题和展望

虽然基于免疫细胞的靶向治疗部分已在临床应用，其确切疗效有待于随机对照研究作出科学的评价。免疫治疗单独应用的疗效有限，可能对控制和预防肿瘤的播散和转移具有独特的优势。细胞因子基因导入免疫活性细胞并以免疫活性细胞为受体细胞，将细胞因子带入体内靶向部位，使细胞因子局部浓度提高，更有效地取得肿瘤局部及周围的抗肿瘤免疫效应，也是免疫治疗的一种策略。聚乙二醇化干扰素 α2b 和 ipilimumab 用于黑色素瘤的治疗使免疫治疗从实验室向临床转化的成功例子。未来肿瘤多模式治疗策略是寻找免疫治疗与细胞毒药物或分子靶向药物的联合应用。

第 4 节　抗凝剂的抗肿瘤作用机制

肿瘤可以诱导机体的高凝状态。抗凝剂具有抗血栓、改变肿瘤生物学特性、改造肿瘤微环境、抑制肿瘤血管生成、阻断肿瘤侵袭转移、诱导肿瘤细胞凋亡和免疫调节等功能，发挥抗肿瘤作用。准确评估肿瘤患者的血凝状态有助于抗凝治疗的选择。

100 年前临床已发现肿瘤可诱导机体的高凝状态。抗肿瘤治疗，包括手术、内分泌治疗和化疗，均可增加肿瘤细胞的凝血特征。临床研究证明，抗凝剂除了抑制凝血酶活性外，还有抗肿瘤作用机制，从而改善肿瘤患者的预后，延长生存时间。了解抗凝剂的抗肿瘤作用及其机制，选择性地应用抗凝剂而不影响生理性凝血的途径，有望探索肿瘤治疗的新方法。

一、抗血栓作用

血凝和肿瘤相互影响。肿瘤细胞可激活凝血系统，导致凝血功能紊乱。另一方面，激活的凝血产物可促进肿瘤的生长。因此，抗凝剂可通过抗血栓形成来抑制肿瘤的生长。研究发现，磺达肝癸钠（fondaparinux）可预防结直肠癌术后患者静脉血栓（venous thromboembolism，VTE）的发生，改善患者的预后。大量临床试验结果显示，使用肝素类抗凝剂可显著降低肿瘤治疗患者的血栓事件发生的风险，而且不会明显增加出血。

二、改变肿瘤生物学特性

实验证实，凝血的激活可提高肿瘤细胞的运动能力、转移能力并促进其生长。由此，抗凝药物的使用可能对肿瘤的生物学行为产生潜在影响或改善预后。肿瘤是机体中肿瘤起始细胞在合适的微环境中失控复制的结果。突变细胞只有在适宜的微环境中黏附、着床，才可能复制并形成肿瘤。抗凝治疗可能改变突变细胞的生物学特性而阻断游离的肿瘤起始细胞的黏附和着床。

三、改造肿瘤微环境

肿瘤细胞在合适的微环境中的黏附聚集是肿瘤发生发展的基础。从理论

164

上推测，抗凝治疗可改造癌的微环境而发挥抗肿瘤作用。肿瘤细胞分泌的尿激酶型纤溶酶原激活物（urokinase plasminogen activator，uPA）是纤溶酶形成的启动因素。这一过程涉及 uPA 的受体和纤溶酶原激活物抑制剂这些因素的相互作用共同调控纤溶酶的活化，进而调节细胞外基质的黏附和降解。研究证实，uPA 系统可能成为抗肿瘤治疗的新靶点。抗凝剂可能通过 uPA 系统改造肿瘤微环境而成为主要的肿瘤治疗手段。

四、抑制肿瘤血管生成

凝血过程中的终产物纤维蛋白参与血管壁的形成，并组成肿瘤间质的支架部分。凝血酶能与内皮细胞、血小板表面蛋白酶活性受体结合，促进肿瘤血管生成。抗凝剂可以抑制凝血酶的活性。另外，由于肿瘤血管生成可刺激血管生成因子水平的升高，因此抑制刺激因子的表达或功能可能阻止新生血管生成。抗凝剂可抑制多种血管生成因子的释放。

肿瘤微环境中的非癌细胞，如巨噬细胞可分泌不同血管活性因子诱导肿瘤血管生成。此外，还可释放多种生长因子（如 PDGF 等）促进肿瘤进展过程中的肿瘤细胞增殖、存活及侵袭等。许多证据表明，血小板衍生生长因子（PDGF）可促进肿瘤血管生成。抗凝剂通过改造癌的微环境来抑制新生血管生成。

五、阻断肿瘤侵袭转移

进入血液循环的肿瘤细胞最终只有 0.01%～0.05%能形成转移灶。肿瘤细胞在循环系统转运过程中与血小板作用并聚结成簇。肿瘤细胞-血小板簇可通过损伤的内皮锚定在内皮表面而形成转移灶。实验模型中证实多种器官转移与肿瘤细胞和血小板间的相互作用有关，癌栓较裸癌细胞具有更高的转移潜能。肝素可在一定程度上抑制肿瘤转移，认为是其抗凝作用所致。抗凝剂可以抑制循环肿瘤细胞黏附而阻断侵袭转移。

六、诱导肿瘤细胞凋亡

诱导凋亡是肝素类或阿司匹林最直接抗肿瘤作用的表现。Carmazzi 等发现，肝素类药物 nadroparin 依赖 cdc25C 通路诱导人肺癌细胞株 A549 细胞周期阻滞，从而抑制肿瘤细胞增殖。另一项研究表明，小剂量阿司匹林联合索拉非尼以抗凋亡蛋白 FLIP 和 Mcl-1 为靶点，诱导结肠癌细胞凋亡并抑制肿瘤细胞增殖。Niu 等研究发现，低分子肝素联合顺铂可以诱导肺癌侧群细胞凋亡，从而减轻化疗耐药。

七、免疫调节

肿瘤细胞表面抗原与其在血小板及内皮细胞上的受体结合，促进肿瘤转移。抗凝剂能抑制选择素与其受体的结合，进而阻断肿瘤细胞与血管内皮细胞的黏附。研究发现，肝素诱导血小板减少症可显著提高抗 PF4/肝素 IgG 的水平。可以推测，抗凝剂通过调节免疫微环境发挥抗肿瘤作用。

是否所有的肿瘤患者都需要接受抗凝治疗，关键是准确的评估。建立肿瘤相关的静脉血栓评估模型有助于抗凝治疗的选择。尽管目前的国际性诊疗指导并不建议非卧床肿瘤患者化疗期间进行预防性抗凝治疗，但并不能否认抗凝治疗的价值。最新的一项研究报道，规律服用阿司匹林可以使 PIK3CA 突变的结肠癌患者生存获益，提示阿司匹林可能是结肠癌的靶向治疗药物，这可能代表了抗凝剂在肿瘤防治方面的研究方向。

第 5 节　肿瘤的转化化疗

初始不能手术切除而有潜在手术可能的恶性肿瘤，经化疗后肿瘤能够被切除，这种化疗模式称之为转化化疗（conversion chemotherapy）。转化化疗能够提高肿瘤的客观反应率（objective response rate，ORR）和切除率，在转移性结直肠癌、进展期胃癌和不能切除肝癌中已显现出重要的价值。

手术切除对于延长大部分肿瘤患者的生存有非常重要的意义。然而许多肿瘤发现时已经是局部晚期或远处转移而失去手术机会。对于初始不能切除而有潜在切除可能的肿瘤，如何优化方案以提高手术切除率是肿瘤治疗的重要策略，转化化疗（conversion chemotherapy）使之成为可能。

一、转化化疗的概念和理论基础

转化化疗的概念 1996 年由 Bismuth 提出，指初始不能手术切除而有潜在手术可能的恶性肿瘤，经化疗后肿瘤能够被切除，这种化疗模式称之为转化化疗。通过包括化疗在内的各种治疗方法使不能手术切除的肿瘤能够手术切除，这些手术前治疗统称为转化治疗（reversion therapy）。Bismuth 等首先报告了初始不能切除的结直肠癌肝转移患者，经过含氟尿嘧啶和奥沙利铂方案的系统化疗降期后，53 例患者行不同程度肝切除，3 年和 5 年生存率分别达 54% 和 40%。这可能是最早转化化疗成功的报道。转化化疗和新辅助化疗（neoadjuvant chemotherapy）、一线化疗三者并无严格界限。若化疗后手术切除，则转化化疗可看作是新辅助化疗；若化疗后不能切除，则转化化疗就是晚期肿瘤或不能切除肿瘤的一线化疗。

转化化疗的理论基础是采用积极有效的单独化疗或联合化疗可使肿瘤转化为可切除，且手术切除率与转化化疗的客观有效率（objective response rate，ORR）有关。GONO 研究显示，在 FOLFOXIRI（氟尿嘧啶/亚叶酸钙＋奥沙利铂＋盐酸伊立替康）基础上联合贝伐珠单抗可使转移性结直肠癌的 ORR 从 60％提高至 77％。相应的，R0 切除率也从 15％提高至 26％，且仅肝转移患者的 R0 切除率更提高至 40％。另一项随机Ⅱ期 OLIVIA 研究再次证实，对于初始不可切除的仅肝转移患者，FOLFOX6 或 FOLFOXIRI 方案联合贝伐珠单抗治疗的 ORR 分别为 61.5％和 80.5％，R0 切除率分别为23.1％和 48.8％，患者中位无进展生存时间（progression-free survival，PFS）分别达 12 个月和 18.8 个月，手术并发症可接受，提示贝伐珠单抗联合双药或三药化疗在转化治疗中均有价值。帕尼单抗（panitumumab）联合FOLFOXIRI 可减少氟尿嘧啶和盐酸伊立替康的剂量，ORR 达 89％，R0 切除率 35％。

二、转化化疗的成功模式

（一）转移性结直肠癌

结直肠癌最常见的转移部位是肝脏，肝转移灶切除对于延长结直肠癌肝转移患者的生存时间有重要意义。不能手术切除的结直肠癌肝转移患者的最佳治疗是通过转化治疗达到根治性肝肿瘤切除。转化治疗是否成功与反应率和 KRAS 基因状态密切相关。Galizia 等研究发现，接受西妥昔单抗靶向治疗的 KRAS 基因野生型患者有较高的切除率，转化治疗成功的患者 4 年生存率显然更高（57.1％对 0％）。MetaPan 研究显示，对于不能手术切除的结直肠癌肝转移患者，帕尼单抗联合 XELOX 方案（P-XELOX）的转化治疗有较高的 ORR 和切除率。49 例患者中 35 例为 KRAS 野生型，经过 P-XELOX 转化治疗后，总 ORR 为 54％，KRAS 野生型 ORR 为 65％，后者 15 例接受手术切除。生存分析结果，PFS 和整体生存期（overall survival，OS）分别为 8.5个月和 21.9 个月，接受手术治疗患者较未手术治疗患者有更长的生存时间（$P<0.001$）。

尽管是晚期肿瘤，仍有 25％不能手术切除结直肠癌肝转移患者通过化疗联合肝动脉灌注（HAI）转化为肝完全或部分切除，而转化治疗成功的肝癌患者也获得了极好的生存期。Kemeny 等报告了 49 例（53％既往接受过化疗）不能手术切除的结直肠癌肝转移患者，经过肝动脉灌注（hepatic arterial infu-sion，HAI）和系统化疗（奥沙利铂＋伊立替康）后，47％患者行肝肿瘤切除。从 HAI 起，既往未接受化疗和接受化疗患者的中位生存时间分别为 50.8个月和 35 个月。该研究显示，对不能手术切除的结直肠癌肝转移患者，HAI联合系统化疗是一种有效的治疗方法。

当不能切除结直肠癌肝转移患者对一线化疗反应较差时，二线化疗可能有显著疗效，从而导致肝脏切除。Uehara 报道了 6 个周期西妥昔单抗联合 FOLFIRI 方案序贯 6 个周期贝伐珠单抗联合 FOLFOX 方案转化化疗的有效性。研究证实，二线化疗仍能提高肝脏切除率。

多项临床试验证实，转化治疗能够延长结直肠癌肝转移患者的 OS 和 PFS。新近 FIRE-3 试验旨在评价 KRAS 野生型不可切除转移性结直肠癌患者中，一线治疗使用 FOLFIRI＋西妥昔单抗对比 FOLFIRI＋贝伐珠单抗的疗效和安全性。虽然既往研究显示西妥昔单抗能显著提高切除率，但 FIRE-3 研究的次要终点—二次手术切除率尚未报告。Ⅲ 期临床试验 TRIBE 采用贝伐珠单抗联合 FOLFOXIRI 三药化疗，对照组采用贝伐珠单抗联合 FOLFIRI 两药化疗，最多治疗 12 个周期后改为贝伐珠单抗联合 CF/5-Fu 的维持治疗直至进展。结果发现，三药化疗组的缓解率明显高于两药化疗组（$P=0.006$），但切除率无差别。

（二）进展期胃癌

进展期胃癌的转化治疗尚处于探索阶段，缺乏大样本随机临床试验结果。即使这样，我们也看到了转化治疗在进展期胃癌中的价值。Tanizawa 等报告显示，对于初始不能手术切除的 Ⅳ 胃癌患者，成功的转化治疗是提高 R0 切除率和 OS 的有效手段，虽然也有较高的术后并发症。Yamamoto 等报告了不能切除的晚期胃癌患者经过系统化疗使 75% 患者接受了 R0 切除。多因素分析结果显示，R0 切除是显著的独立预后因素。也有分子靶向药物（曲妥珠单抗）联合系统化疗在不能切除胃癌患者成功转化的报道。

（三）不能切除肝癌

在过去的 10 年里，包括生物反应调节剂在内的肝癌治疗取得了长足的进步。Sitzmann 报告了转化化疗联合放射治疗使不能手术切除肝癌能够切除，最终患者获得生存受益，也提示化疗或放疗在肝癌中的主要作用使不能切除肝癌转化为可切除肝癌。对于不能手术切除肝癌，调整 PIAF 方案（顺铂＋干扰素 α-2b＋吡柔比星＋氟尿嘧啶）联合化疗可以提高反应率、切除率和生存时间。接受调整 PIAF 方案化疗（33 例）较传统的 PIAF 方案化疗（84 例）肝癌患者有更高的 ORR（36% 对 15%，$P=0.013$）、根治性切除率（33% 对 10%，$P=0.004$）和 OS（21.3 个月对 10.6 个月，$P=0.002$）。提示转化化疗在不能切除肝癌中的价值。

转化化疗是转化治疗的重要内容，更需要多学科综合治疗的配合。我们在现有研究的基础上，探索不同的化疗药物所适应的不同特定人群，从而提高手术切除率，可能是目前转化化疗研究方面比较切合实际的新思路。同时，在其他实体瘤，如肺癌、卵巢癌、各类肉瘤等，寻找有效的转化化疗方案并积累更多的循证依据，也是未来转化化疗研究的重点。

第 6 节　肿瘤的维持治疗

维持治疗（maintenance therapy）已成为肿瘤治疗有效的策略。维持治疗分为持续维持治疗和转换维持治疗，其经典模式为节拍化疗（etronomic chemotherapy）。维持治疗在非小细胞肺癌、乳腺癌、结直肠癌和卵巢癌中的成功应用显示了维持治疗的潜在价值。

近年来，根据肿瘤组织学亚型选择化疗方案和分子标记物选择靶向治疗已成为趋势，而维持治疗成为另一热点。在预先设定的一线治疗后，继续应用低毒有效的药物进行维持治疗可能是临床可取的方法。肿瘤维持治疗并不是一个全新的概念，概念最初来源于结核病治疗的经验，之后在白血病和结肠癌的治疗中得以应用。目前很多实体瘤治疗中都会应用维持治疗的概念。

一、肿瘤维持治疗的概念和模式

维持治疗指在完成既定的化疗周期数，肿瘤得到最大程度缓解后，再延长治疗使患者保持受益的治疗方法。维持治疗有持续维持治疗（continuation maintenance therapy）和转换维持治疗（switch maintenance therapy）两种模式。前者指继续应用初始化疗方案中的一个药物，通常是无血液毒性反应的细胞毒药物或分子靶向药物；后者指一线治疗完全缓解后立即更换一个可能无潜在交叉耐药的新药物。维持治疗的潜在优势包括增加有效治疗的持续作用、减少化疗耐药、提高化疗药物疗效、抗肿瘤血管生成和抗肿瘤免疫效应等。维持治疗预测因素包括一线治疗的反应程度、全身状况、疾病进展后接受治疗的可能性、肿瘤的组织学或分子特征。维持治疗的理论基础包括：①肿瘤细胞对化疗药物的耐药随着时间延长而加重，尽早应用低毒药物维持治疗可减少多药耐药的发生，清除微小转移灶；②经过最初设定的化疗周期数后，在肿瘤负荷和活性较低时应用维持治疗，可减少肿瘤的复发和转移；③高效低毒的化疗药物和分子靶向药物的出现使维持治疗成为可能。

维持治疗最经典的模式是节拍化疗。节拍化疗以肿瘤内增殖的血管内皮细胞为靶点，通过持续应用低毒性剂量的药物而抑制肿瘤血管生成的一种化疗模式。研究发现，这种低成本、易耐受且方便使用的治疗模式更易在低收入国家实施，现已成为晚期或抵抗性肿瘤一种有效的治疗策略。维持治疗的作用靶点可直接针对肿瘤细胞，也可涉及其他类型细胞，如血管内皮细胞和免疫细胞，通过改变肿瘤微环境和免疫特征发挥治疗效应。

二、常见肿瘤的维持治疗

（一）非小细胞肺癌

维持治疗较早运用在非小细胞肺癌（non-small-cell lung cancer, NSCLC）。NSCLC 的一线治疗推荐 4～6 个周期的含铂方案化疗。几个研究证实，一线治疗后的维持治疗可以提高疾病的控制率和生活质量。

对于晚期 NSCLC 一线化疗后，ECOG4599 研究结果显示，紫杉醇＋卡铂＋贝伐珠单抗维持治疗能显著延长总生存期（overall survival, OS）。而 PARAMOUNT 研究则提示，一线培美曲塞＋顺铂后续用培美曲塞维持治疗，同样可将 OS 期从 11.0 个月延长至 13.9 个月。该治疗模式患者可耐受，是进展期非鳞癌 NSCLC 一种有效的治疗策略。而 AVAPERL 研究证实，对于非鳞癌的 NSCLC 经过联合贝伐珠单抗的含铂方案化疗缓解后，培美曲塞联合贝伐珠单抗较单独贝伐珠单抗维持治疗有更长的无进展生存时间（progression-free survival, PFS），二者有显著差异（$P<0.001$）。另外一项多中心研究显示，培美曲塞维持治疗与安慰剂比较，除了食欲略降低外，对晚期非鳞癌 NSCLC 患者的生活质量影响相似。

Point Break 研究是另一项头对头比较培美曲塞＋卡铂＋贝伐珠单抗（PemCB）后采用培美曲塞＋贝伐珠单抗治疗与紫杉醇＋卡铂＋贝伐珠单抗（PacCB）后采用贝伐珠单抗维持治疗的Ⅲ期随机对照研究。最终 939 例晚期 NSCLC 患者 1∶1 随机分为 PemCB 组和 PacCB 组。两组主要终点 OS 期分别为 12.6 个月和 13.4 个月（HR＝1.00, $P=0.949$）。次要终点包括客观有效率（ORR, 34.1%对 33.0%）和疾病控制率（DCR, 65.9%对 69.8%），均没有显著差异，只有 PFS 有显著差异（6.0 个月对 5.6 个月，HR＝0.83, $P=0.012$）。两组患者对毒性反应可耐受。新维持治疗药物的临床研究也正在尝试。一项随机双盲Ⅲ期临床研究显示，MUC1 抗原特异性免疫治疗药物 te-cemotide 维持治疗并不能提高Ⅲ期不能切除 NSCLC 的 OS 期。

（二）乳腺癌

乳腺癌的维持治疗药物主要有化疗药物、内分泌治疗药物和分子靶向药物 3 类。一项多中心Ⅲ期临床研究表明，转移性乳腺癌经过最初的 6 个周期 PG 方案（紫杉醇＋吉西他滨）治疗后，继续 PG 方案维持治疗有更好的 PFS 和 OS。Fedele 等报告显示单药卡培他滨节拍化疗（1500mg/d, 28 天 1 周期）可使转移性乳腺癌患者生存受益，该方案呈现较好的疗效和极佳的可耐受性。多项研究表明，在经过卡培他滨联合多烯紫杉醇或长春瑞滨一线治疗的转移性乳腺癌患者，继续卡培他滨维持治疗可能是一个有效的治疗方法。Fabi 等研究表明，对于 HER2（一）激素受体（＋）的转移性乳腺癌，在紫杉醇联合贝伐单抗一线治疗后，应用贝伐单抗维持治疗可能使患者生存受益。

aTTom 研究纳入英国 176 家中心的 6953 例雌激素受体阳性或未知的浸润性乳腺癌患者，在 5 年他莫昔芬（TAM）辅助治疗后随机停止或继续 5 年 TAM 治疗。结果显示，继续 TAM 治疗能降低乳腺癌复发率（$P=0.003$）和死亡率（$P=0.05$）。可见，对现有药物的合理用法和疗程等进行一些沉淀性研究是可行的。

（三）结直肠癌

贝伐单抗联合氟尿嘧啶为基础的化疗是转移性结直肠癌的标准治疗。一项随机Ⅲ期临床研究证实，转移性结直肠癌进展后，贝伐单抗维持治疗联合标准的二线化疗仍可使患者受益。贝伐单抗联合化疗较单独化疗二者的生存期分别为 11.2 个月和 9.8 个月（$P=0.0062$）。Boxe 研究也证实，XELOX 联合贝伐单抗是老年转移性结肠癌患者一个有效且可以耐受的治疗方案，单药贝伐单抗维持治疗可以提高 PFS。"Stop and Go" 研究结果显示，转移性结直肠癌经过贝伐单抗＋XELOX 一线治疗后 6 个周期后用贝伐单抗＋希罗达维持治疗，较贝伐单抗＋XELOX 持续应用直至疾病进展有更长的 PFS，提示贝伐单抗＋希罗达维持治疗在转移性结肠癌中的价值。

CAIR 研究观察了 CAPOX＋贝伐珠单抗诱导治疗后无进展人群应用卡培他滨联合贝伐珠单抗维持治疗与观察的疗效差异。结果发现维持治疗可显著延长首次 PFS 期（PFS1）（$P<0.001$）。在维持治疗或停止治疗后出现疾病进展，两组再次接受 CAPOX＋贝伐珠单抗至疾病再次进展，主要研究终点为 PFS2。结果显示，维持治疗组略长于观察组（11.8 个月对 10.5 个月）。

（四）卵巢癌

晚期卵巢癌的标准治疗正在发生深刻变化。腹膜化疗药物灌注、剂量密度、抗血管生成药物和靶向药物维持治疗等正在临床评估，相信在不久的将来可能成为卵巢癌新的治疗标准。几个靶向药物正进入临床试验，针对的靶点包括肿瘤新生血管、表皮生长因子受体（epidermal growth factor receptor, EGFR）家族、多聚腺苷二磷酸核糖聚合酶〔poly（ADP-ribose）polymerase, PARP〕、哺乳动物雷帕霉素靶蛋白（mammalian target of rapamycin, mTOR）信号通路、α-叶酸受体（α-folate）。多项研究证实，卵巢癌在常规治疗的基础上加用抗血管内皮生长因子（antivascular endothelial growth factor, VEGF）抑制剂作为联合或维持治疗可提高 PFS。肿瘤新生血管已经成为卵巢癌治疗的一个重要靶点。但是，Barton 认为贝伐单抗维持治疗可能降低卵巢癌患者的生活质量。新近一项国际多中心Ⅲ期临床研究显示，卵巢癌一线治疗后应用厄洛替尼维持治疗并不能延长 PFS 或 OS。作为卵巢癌辅助化疗后维持用药，帕唑帕尼（pazopanib）是目前唯一Ⅲ期临床研究中显示出延长 PFS

作用的药物。

奥拉帕尼（olaparib）是 PARP 抑制剂，之前的研究显示 olaparib 维持治疗可显著延长顺铂敏感转移性卵巢癌的 PFS，但无 OS 获益。Shaw 等报告了针对该研究的回顾性分析显示，BRCA 胚系突变患者 PFS 获益最大。恩扎妥林（enzastaurin）是口服的丝/苏氨酸激酶抑制剂。一项 Ⅱ 期临床研究显示，PCE 方案（紫杉醇、卡铂联合恩扎妥林）一线治疗卵巢癌后用恩扎妥林维持治疗可以提高 PFS，但较 PC 方案无显著差异。另一项研究显示，阿巴伏单抗（abagovomab）每月一次注射是安全的并可诱导可测量的免疫反应，但作为维持治疗药物并不能延长卵巢癌患者的无复发时间（recurrence-free survial，RFS）和 OS。

（五）其他肿瘤

也有研究者开展了在其他肿瘤维持治疗方面的尝试。对于 HER2 阳性的胃癌患者，曲妥珠单抗维持治疗可使患者生存受益。Palacio 等报告在经过曲妥珠单抗联合蒽环类方案化疗后继续曲妥珠单抗维持治疗，胃癌患者的 PFS 和 OS 分别为 14.6 个月和 16.4 个月。另有研究表明，低剂量多烯紫杉醇（40mg/m^2）联合常规剂量 S-1（80mg/m^2）治疗晚期胃癌并用 S-1 维持治疗，可使患者生存受益。

胰腺癌的维持治疗似乎给胰腺癌的治疗带来了一点曙光。一项 Ⅱ 期随机临床研究表明，舒尼替尼维持治疗可能是转移性胰腺癌一种有希望的治疗药物；GEMOX 化疗后用吉西他滨维持治疗可能是转移性胰腺癌有效的治疗模式。

维持治疗的概念拓展了传统肿瘤治疗的思路，而维持治疗在 NSCLC、乳腺癌、结直肠癌、卵巢癌和其他肿瘤的成功应用证实了维持治疗的临床价值。关于临床上采用何种药物维持、采用何种剂量、维持多长时间等问题还需要进一步开展研究探讨。

第7节　肿瘤的解救治疗

肿瘤解救治疗（salvage therapy）指初始治疗抵抗或复发肿瘤的治疗。依维莫司、克唑替尼、帕尼单抗和阿帕替尼等为不同实体瘤的解救治疗提供了新选择。肿瘤新治疗靶标的研究将为解救治疗带来新希望。

肿瘤解救治疗（salvage therapy）广义指初始治疗抵抗或复发肿瘤的治疗。狭义的讲，肿瘤多线治疗（heavily pretreated patients）后的再治疗才是解救治疗。解救治疗与二线、三线治疗无明显界限，前者更多强调的是治疗的紧迫性和尝试性。近年来，随着肿瘤分子靶向治疗药物的不断涌现，肿瘤解救治疗的策略也越来越得到重视，许多原本无望的肿瘤患者越来越多地从解救治疗中生存获益。本文系统回顾常见肿瘤的解救治疗。

一、乳腺癌

CLEOPATRA 试验发现多烯紫杉醇、曲妥珠单抗和帕妥珠单抗一线治疗乳腺癌可使无进展生存时间（progression-free survival，PFS）和整体生存时间（overall survival，OS）延长；EMILIA 试验发现了曲妥珠单抗-emtansine 二线治疗可使乳腺癌患者生存获益。Giordano 等则报告了 HER-2 阳性乳腺癌的三线治疗可选择帕妥珠单抗。BOLERO-3 研究报告，在紫杉类＋曲妥珠单抗耐药的患者中，随机比较长春瑞滨＋曲妥珠单抗±依维莫司的疗效，结果显示联合依维莫司能延长 PFS 期，初步预测哺乳动物雷帕霉素靶蛋白（mammalian target of rapamycin，mTOR）抑制剂能逆转曲妥珠单抗耐药的假设。BOLERO-2 研究可以说是将内分泌治疗耐药的理论转化为临床实践的一个里程碑式研究。在非甾体类芳香化酶抑制剂治疗进展后的 HR 阳性、HER2 阴性晚期乳腺癌患者中，依西美坦联合 mTOR 抑制剂依维莫司同单用依西美坦相比，PFS 延长 1 倍（11 个月对 4.1 个月，$P < 0.0001$）。化疗在乳腺癌解救治疗中的价值不容忽视。PF 方案（顺铂＋氟尿嘧啶）也可能成为至少经过三线化疗的转移性乳腺癌的解救化疗选择，即使有肝转移和黄疸也有一定疗效。

二、肺癌

（一）非小细胞肺癌

晚期非小细胞肺癌（non-small cell lung cancer，NSCLC）的二线治疗包括多烯紫杉醇、培美曲塞和厄洛替尼单药治疗。TITAN 临床研究证实，对于化疗抵抗的 NSCLC 二线治疗，厄洛替尼和含多烯紫杉醇或培美曲塞化疗方案疗效相似，但毒性反应厄洛替尼明显减轻。目前 NSCLC 尚缺乏三线治疗药物。Igawa 等评价了氨柔比星单药在 NSCLC 解救治疗中的价值。氨柔比星用量：$35 \sim 40 mg/(m^2 \cdot d)$，d1～3，3 周重复；整体有效率（overall response rate，ORR）、PFS、OS 分别为 8.3%、1.7 个月和 6.3 个月，提示氨柔比星可以作为晚期 NSCLC 的解救化疗药物。血管生成抑制剂 nintedanib 联合多烯紫杉醇可用于晚期 NSCLC 的二线治疗。LUME-Lung1 研究显示，一线治疗后 9 个月进展的晚期 NSCLC，二线应用 nintedanib 联合多烯紫杉醇较单药多烯紫杉醇的中位 OS 分别为 10.9 个月和 7.9 个月（$P = 0.0073$）。

NSCLC 病理类型和分子分型也决定了解救化疗方案的选择。经过初试化疗后进展的转移性 NSCLC 患者，培美曲塞和厄洛替尼有相似的疗效。但对于鳞癌患者，厄洛替尼优于培美曲塞，肿瘤进展时间有显著差异（4.1个月对2.5个月，$P=0.006$）。另外一项Ⅲ期随机对照研究证实，作为肺腺癌二线治疗，吉非替尼可能优于培美曲塞，二者的PFS分别为9个月和3个月，但OS无显著差异（22.2个月对18.9个月，$P=0.37$）。另外，培美曲塞联合厄洛替尼较培美曲塞单药的二线治疗可延长肺非鳞癌患者的PFS和OS，但联合方案Ⅲ/Ⅳ级毒性反应也明显增加。

对于表皮生长因子受体（epidermal growth factor receptor，EGFR）野生型NSCLC，EGFR抑制剂用抑或不用？Tailor研究显示，多烯紫杉醇较厄洛替尼二线治疗EGFR野生型NSCLC有更高的疗效，二者中位OS分别为8.2个月和5.4个月（$P=0.05$），PFS分别为2.9个月和2.4个月（$P=0.02$）。越来越多的证据显示，对于EGFR野生型患者，化疗较EGFR酪氨酸激酶抑制剂（tyrosine kinase inhibitors，TKIs）疗效更好。唯一获准的三线治疗药物是克唑替尼。厄洛替尼和培美曲塞二线治疗EGFR野生型或EGFR FISH检测阳性的晚期肺腺癌，二者疗效相似，中位PFS分别为4.1个月和3.9个月（$P=0.683$）。晚期EGFR突变的NSCLC一线应用EGFR-TKIs耐药后，虽然系统化疗为大多数的治疗选择，但缺乏临床试验的支持。第三代EGFR-TKIs可能带来新希望。

（二）小细胞肺癌

对于复发或进展小细胞肺癌（small cell lung cancer，SCLC）的解救化疗仍面临挑战。目前为止，拓扑替康是唯一获准用于解救化疗的药物。靶向肿瘤血管生成、sonic hedgehog信号通路、DNA修复通路和免疫检查点等药物可能为SCLC的治疗带来新希望。我们期望在未来十几年里，治疗SCLC的分子靶向药物能像近十年中治疗NSCLC靶向药物一样出现。几个SCLC二线治疗的临床试验显示，尚无化疗药物或靶向药物能够超过拓扑替康的效果。拓扑替康获准用于复发性SCLC的二线化疗。虽然氨柔比星在日本人群中的疗效优于拓扑替康，但对西方人群并无优势。替莫唑胺对转移性SCLC有效，特别是对脑转移患者，可能会成为SCLC一个有希望的解救治疗药物。较少SCLC患者接受三线化疗，更多患者是初始方案的重复。三线化疗的反应率生存期一般，二线化疗反应率低和乳酸脱氢酶升高可能是预测三线化疗不能获益的预测因素。

三、结直肠癌

奥沙利铂、伊立替康和氟尿嘧啶联合靶向治疗已作为转移性结直肠癌的一线或二线治疗，但对于三线治疗的临床价值却知之甚少。Nielsen系统回顾了转移性结直肠癌三线或更后线化疗的疗效。研究显示，靶向EGFR的药物重新使用可能是一个好的选择，而抗血管生成药物可使患者生存受益。另外，瑞格拉非尼（regorafinib）已批准用于转移性结直肠癌解救治疗。贝伐珠单抗联合化疗作为解救治疗对转移性结直肠癌的治疗效果。在传统的化疗和抗EGFR剂耐药时，贝伐珠单抗有较高的疾病控制率（83%）。贝伐珠单抗或帕尼单抗联合 FOLFIRI 方案化疗可以作为转移性结直肠癌的二线治疗。西地尼布（cediranib）是一个高效的口服 VEGF 抑制剂，作为转移性结直肠癌的解救治疗，西地尼布联合 mFOLFOX6（氟尿嘧啶＋奥沙利铂）与贝伐珠单抗联合 mFOLFOX6 有相似的疗效，推荐剂量为 20mg/d。单纯的化疗方案中，MIXE 方案（丝裂霉素＋卡培他滨）可以作为初始治疗抗拒的转移性结直肠癌的解救化疗方案。该方案有效率较高且毒性反应可耐受，最常见的不良反应为 2 级手足综合征。

KRAS 基因状态是晚期结直肠癌理想的预测因素和预后因素。帕尼单抗联合 FOLFIRI 二线治疗 KRAS 野生型转移性结直肠癌的Ⅲ期研究最终结果显示，帕尼单抗联合 FOLFIRI（氟尿嘧啶＋盐酸伊立替康）较 FOLFIRI 化疗有更好的 PFS（6.7 个月对 4.9 个月，$P=0.023$）和 OS（14.5 个月对 12.5 个月，$P=0.37$），ORR 也从 10% 提高至 36%。即使是接受了奥沙利铂联合贝伐珠单抗治疗的患者，帕尼单抗联合 FOLFIRI 也能延长 PFS。Samalin 等开展的Ⅱ期临床研究显示，索拉非尼联合伊立替康可以用于 KRAS 突变转移性结直肠癌的二线甚至更多线治疗。在入组的 54 例患者中，疾病控制率、PFS和 OS 分别为 64.9%、3.7 个月和 8 个月，不良反应包括：Ⅲ级恶心（37%）、白细胞减少（18%）、手足综合征（13%）和Ⅳ级白细胞减少（17%）。

四、胃癌

一项目前最大的Ⅲ期临床试验证实，解救化疗较最佳支持治疗可明显提高既往治疗失败晚期胃癌的 OS。解救化疗方案为多烯紫杉醇（$60mg/m^2$，3周重复）或伊立替康（$150mg/m^2$，2 周重复），解救化疗与最佳支持治疗的中位 OS 分别为 5.3 个月和 3.8 个月（$P=0.007$）。对 FOLFIRI 和 FOLFOX4方案治疗抵抗的复发或转移性胃癌患者，多烯紫杉醇 [$75mg/(m^2 \cdot d)$，d1～3，三周重复] 可以作为三线解救化疗。另一方面，对于奥沙利铂或伊立替康为基础的化疗耐药后，多烯紫杉醇联合化疗也是一个选择，但对于一般状况较差的患者则要慎重。WJOG 4007 试验显示，对于 PF 方案抵抗的晚期胃癌，紫杉醇（$80mg/m^2$，d1，8，15，4 周重复）与伊立替康（$150mg/m^2$，d1，15，4 周重复）无显著差异，两药均可用于晚期胃癌的二线治疗。对于经过二线或更多化疗方案失败的转移性胃癌，阿帕替尼可以明显延长患者的 PFS 和OS，提示阿帕替尼可能成为转移性胃癌挽救治疗的选择用药。

食管胃交界癌作为胃癌的一种特殊类型，其解救治疗有异与胃腺癌。AGITG ATTAX2 试验显示，多烯紫杉醇联合西妥昔单抗可作为多烯紫杉醇抵抗食管胃交界癌的解救化疗方案。与其他解救方案相比，该方案毒性低而生存获益相似。COUGAR-02 研究显示，对于 PF 方案抵抗的胃食管交界癌，多烯紫杉醇（每天 75mg/m²）单药化疗是可选择的二线方案。多烯紫杉醇解救化疗与积极对症治疗二者的 OS 分别为 5.2 个月和 3.6 个月（$P=0.01$）。

五、其他肿瘤

(一) 肝细胞癌

肝细胞癌（hepatocellular carcinoma，HCC）的解救治疗多为索拉非尼（sorafenib）耐药后的新分子靶向药物的尝试。III 期对照 BRISK-PS 研究评价了布立尼布（brivanib）对索拉非尼不能耐受或治疗失败肝细胞癌的疗效。结果显示，布立尼布并不能延长患者的 OS。Bruix 等开展的一项 II 期临床试验证实，对于索拉非尼耐药的 HCC 患者，多激酶抑制剂瑞格拉非尼（regorafenib）显示了较好的疗效，有望成为 HCC 的解救药物。Met 抑制剂 tivantinib 可能是晚期 HCC 一个有效的二线治疗药物，对于 MET 高表达的患者疗效更好。

(二) 肾癌

对于舒尼替尼耐药的转移性肾癌，mTOR 抑制剂替西罗莫司（temsirolimus）二线治疗并不优于索拉非尼，更长的 OS 巩固了索拉非尼在转移性肾癌解救治疗中的地位。一项随机 III 期临床研究比较了阿西替尼（axitinib）和索拉非尼二线治疗晚期肾癌的疗效。虽然二者 OS 无显著差异（20.1 个月对19.2 个月，$P=0.3744$），但较长的 PFS 似乎提示阿西替尼在晚期肾细胞癌二线治疗中的价值。Motzer 等开展的一项 III 期临床试验显示，对于 VEGF 靶向治疗和 mTOR 抑制剂耐药的肾细胞癌，多韦替尼（dovitinib）可能成为三线治疗药物。

(三) 卵巢癌

HORG 研究显示，顺铂或紫杉醇敏感的进展期卵巢癌解救化疗，多柔比星联合多烯紫杉醇方案耐受性好且疗效较好。另一方面，对于顺铂耐药的复发或进展的卵巢癌，奥沙利铂可以作为解救化疗药物的选择。对于铂类耐药或应用拓扑替康、吡柔比星进展的晚期卵巢癌，阿柏西普可能是一个有希望的解救治疗药物。

(四) 恶性黑色素瘤

PC 方案（紫杉醇＋卡铂）可能是转移性恶性黑色素瘤一个有效的解救化疗选择，他可使达卡巴嗪抵抗恶性黑色素瘤患者明显生存受益，包括非皮下转移患者。另外，达拉菲尼（dabrafenib）可以作为 BRAF 突变的颅内转移恶性黑色素瘤的解救治疗药物。新近一项随机开放对照临床试验评价他斯索兰（tasisulam）和紫杉醇对转移性黑色素瘤的二线治疗疗效。结果显示，他斯索兰和紫杉醇二者的 ORR、PFS 和 OS 分别为 3.0% 对 4.8%、1.94 个月对 2.14 个月（$P=0.048$）和 6.77 个月对 9.36 个月。

　　肿瘤解救治疗的研究是一个不断探索的过程，成功的解救治疗药物或方案可转变为标准治疗。依维莫司治疗乳腺癌、克唑替尼治疗 NSCLC、帕尼单抗治疗结直肠癌和阿帕替尼治疗胃癌等都是解救治疗的成功尝试。除了分子靶向药物用于解救治疗，新的细胞毒药物也在解救治疗中发挥重要作用。例如，对于激素抗拒性转移性前列腺癌，卡巴他赛（cabazitaxel）二线化疗可为患者带来生存受益，但前列腺特异性抗原的变化似乎不能预测其疗效。新的分子靶标的研究将为解救治疗增添新内容。

第 8 节　肿瘤的消退

　　肿瘤的消退是一种十分罕见而又迷人的生物学行为，估计其发生率可能为十四万分之一。肿瘤自然消退现象，有部分原因可能是在内源性分化诱导剂影响下，肿瘤自发性分化逆转，但也可能是宿主自身的免疫功能引起肿瘤细胞的杀伤。人们正尝试启动肿瘤消退来治疗癌症。

　　肿瘤的自发消退（spontaneous regression of cancer，SRC）是指肿瘤在未经任何治疗发生消失，这种消退可发生在原发灶或转移灶。几乎所有类型的恶性肿瘤，甚至有远处转移，都可能发生自发消退。包括凋亡、免疫系统和肿瘤微环境的改变等因素均可导致肿瘤自发消退。一些资料显示，基因组改变也可能诱发肿瘤消退。

一、肿瘤消退的机制

（一）激活免疫系统

　　有报道，乳腺癌患者在活检后可出现自发消退，猜测可能是活检激活了机体的免疫反应，从而导致肿瘤消退。肿瘤自发消退的机制可能是树突状细胞（dentritic cell，DC）呈递肿瘤相关抗原至淋巴结，与淋巴细胞相互作用激活 CD8+ 和 CD4+。分化的 CD4+ 细胞进一步转化为效应 T 细胞。NK 细胞分泌干扰素 γ 激活效应 T 细胞，后者促进 Fas 受体表达，诱导肿瘤细胞凋亡。CD8+ 细胞可直接杀灭肿瘤。大自然给我们的感染对人类系统有利和弊两方面的影响。许多慢性感染与肿瘤的发生有关，而众所周知，部分肿瘤的自发消退却联系着细菌、病毒和霉菌等急性感染。急性感染引起的发热可能刺激免疫细胞如自然杀伤细胞、巨噬细胞和树突状细胞，发挥抗肿瘤的免疫反应。

（二）诱导分化

资料显示，全反式维甲酸可能诱导多种人类肿瘤再分化，如结肠癌和甲状腺癌等。再分化的肿瘤细胞可能获得逆转而自发消退。

（三）血管正常化

正常化是肿瘤逆转的有效策略之一。研究显示，肿瘤相关巨噬细胞的极化可以促进肿瘤血管正常化和发挥抗肿瘤免疫；小 GTP 酶 R-Ras 可以调节肿瘤血管完整性和功能。

二、肿瘤消退的临床意义

1891 年纽约纪念医院的 William Coley 首先提出了肿瘤自然免疫治疗的方法。免疫刺激疗法的原理是通过急性感染诱导免疫刺激，通过激活树突状细胞识别肿瘤细胞和病原，或激活肿瘤浸润淋巴细胞和自然杀伤细胞直接杀灭肿瘤细胞，从而导致肿瘤自发消退。人们正尝试启动肿瘤消退来治疗癌症。恢复 p53 功能可能导致肿瘤消退。转输遗传工程淋巴细胞后黑色素瘤转移灶消退，转输的细胞 1 年后在血液循环中仍存在。

第 9 节　多学科综合治疗模式

肿瘤治疗模式由单一学科治疗发展为多学科综合治疗模式。肿瘤的多学科团队（multidisciplinary team，MDT）可提高诊断准确率、优化治疗方案、改善生存率和增加患者满意度。本文就 MDT 的组成、成功模式和效果做一回顾。

随着现代医学模式由"生物医学模式"向"生物-心理-社会医学模式"的转变，肿瘤治疗模式由单一学科治疗发展为多学科综合治疗模式。多学科团队（multidisciplinary team，MDT）的工作模式应运而生。MDT 是由临床多个学科，针对一个临床疾病，通过多学科的讨论会议，制定出最合理治疗方案的临床治疗模式。肿瘤的 MDT 可提高诊断准确率、优化治疗方案、改善生存率和增加患者满意度。MDT 在国际上已经成为大型医院和肿瘤专科医院治疗的固定模式。本文就 MDT 的组成、成功模式和效果做一回顾。

一、MDT 的组成及工作模式

在英国，肿瘤治疗由临床 MDT 完成。这个团队的核心成员由外科医生、肿瘤医生、放射医生、病理学家和临床护理专家组成。英国伦敦皇家马斯登医院创建于 1851 年，是世界上最早建立的肿瘤专科医院，在国际上享有盛名。该院以多专业构成的系统科室为工作模式。以胃肠单元（GI Unit）为例，MDT 成员包括消化医生、影像学专家、病理学家、临床肿瘤内科、外科医生和精神心理医生，收治胃肠和肝胆胰肿瘤患者。实际上，也就是要求 MDT 成员能够最大限度地提供肿瘤患者机体、心理、社会和精神需求。MDT 成员的作用有主要治疗者（如肿瘤医生或护士）、支持治疗者（如心理医生）和社会支持者（如志愿者或医院护工）等，从而使肿瘤患者得到院内外全程的治疗。更加广义的 MDT 包括：肿瘤学家，肿瘤和不育症专科护士，社会工作者，生殖内分泌和生育专家，男性生殖学家和胚胎学家。这些成员不仅使肿瘤患者存活，更能帮助其在未来有一个孩子，从而有较高的生存质量。

MDT 讨论决定肿瘤患者的个体化治疗方案。影像学家和病理学家阅片后分析肿瘤分期，外科医生决定根治性手术的可行性和手术方式，放射医生制定放疗计划和照射剂量，肿瘤内科医生根据病情、分期，参照循证医学的证据，制定综合治疗方案和术后辅助化疗。通过多学科的讨论会议，定时定点地根据临床上需求，结合患者实际情况，最大限度地发挥多学科的学术优势。研究显示，MDT 成员和患者配偶能够帮助肿瘤患者做出最佳选择。

二、MDT 的成功模式

临床 MDT 讨论在前列腺癌的治疗中特别重要，因为前列腺癌有更多的治疗方法选择。多学科专家组成的团队为患者提供最佳的治疗方案，并根据患者的需要指导治疗的全过程，提供专业心理咨询、精神支持和康复训练。前列腺癌单元已是临床多学科合作的典范。神经内分泌肿瘤的 MDT 提供综合治疗方案，由肿瘤外科、肿瘤内科、内分泌学、诊断放射学、介入放射学等多专业组成的系统科室已得到患者肯定。法国 Amiens 大学医院建立的血液学单元为血液肿瘤患者的诊断和治疗提供最佳的治疗方案。

北京大学临床肿瘤学院近年开展了临床 MDT 讨论工作模式。结直肠外科定时定点地举办 MDT 病例讨论，内容包括术前综合评估、术前新辅助化疗选择、直肠癌肝转移治疗策略的制定等。特别是结肠癌的靶向治疗，包括了肿瘤组织中的 k-ras 基因突变的检测，这要求病理学家参加到 MDT 讨论中来。现代软组织肿瘤 MDT 综合治疗包括外科、放疗和化疗。这些不同方法的合理应用可能提高患者生存率，减少局部复发和最大限度地保留器官功能。另外，治疗方案的制订要考虑患者的恢复情况和治疗效果之间的平衡。例如，膀胱癌新辅助化疗 10 周内行膀胱切除术不影响患者的生存期，这为患者提供了机体恢复的时间。

三、MDT 的效果评价

由于单一学科治疗无法满足患者整个治疗阶段的需求，单纯的治疗手段无法为患者提供全方位的治疗策略。MDT 可以适时地最大限度地发挥多学科的优势，为肿瘤患者提供最优化的治疗方案。研究显示，接受 MDT 治疗模式的头颈部肿瘤患者较单一的肿瘤专科治疗患者有更长的生存期。Du 等研究发现，MDT 治疗模式可以显著改善胃肠肿瘤的预后。相似的结果在晚期乳腺癌方面也有报道。

患者治疗是一个连续的过程，而固定的 MDT 团队可以指导患者治疗的全过程，使患者的综合治疗得到连续，治疗效果得到及时的反馈。Shama 对直肠癌 MDT 进行多学科的评价研究，采用问卷形式对 MDT 进行评估，96.5%的医生认为 MDT 对直肠癌患者的治疗有益，78.6%的人认为 MDT 是肿瘤治疗的好模式。MDT 模式对临床教学也大有益处。

四、MDT 的未来发展

多学科协作不同于传统意义上的会诊，而应是一种"联邦式"工作模式，由具备资质的相关专业专家以"圆桌会议"的形式共同就某一病例进行讨论，制订出最适合的优化方案。MDT 工作模式体现出系统评估、整体设计、全程随访和适时调整的理念。

单纯依赖临床医生来采集肿瘤指标可能限制专业交流和症状理解。为了准确评估患者病情，建议 MDT 成员应用统一的症状评估系统。另外，显然MDT 是肿瘤患者主要的方案制订者，也希望患者的家庭医生参与治疗的全过程。家庭医生和 MDT 成员之间的交流和合作可以促进肿瘤患者的康复。毋庸置疑，对肿瘤生物学行为的准确评估，最终依赖于分子分型。分子靶向治疗带来的肿瘤评估、疗效预测和治疗方式的改变也必将影响 MDT 的决策。所以，从事基础研究的科学家，也应该成为 MDT 中的成员。事实上，影响MDT 临床决策的影响因素很多，包括临床、社会和技术因素等多方面。提高MDT 治疗决策的质量更需要国家政策的支持。

肿瘤的治疗任重道远，需要 MDT 加强协作，共同推动肿瘤治疗不断发展，为更多的患者带来生的希望。

第 10 节　肿瘤内科的发展理念

追求卓越是肿瘤内科的发展理念。理想的肿瘤内科模式具有营造温馨诊疗环境、组织多学科团队、实施个体化治疗、坚持先进服务理念、重视新药临床试验、追求优秀教学能力、拥有丰硕科研成果和培育卓越科学巨匠等特征。

肿瘤内科（medical oncology）的发展历史不足百年。作为肿瘤内科治疗最重要的方法——化学药物治癌，始于 20 世纪的 40 年代至 50 年代，例如，1941 年用性激素治疗激素依赖性肿瘤，1945 年氮芥用于临床，1948 年应用抗代谢类化学药物。在其后的半个世纪，化疗有了很大进展。生物治疗和局部治疗的兴起，为肿瘤内科增添了新的方法。近年来分子靶向治疗的出现使人们期望已久的个体化治疗可能成为现实，并可能成为 21 世纪肿瘤内科重要的研究方向。70 年的发展，肿瘤内科已成为一个系统、独立和成熟的学科。未来的肿瘤内科如何发展？理想的肿瘤内科模式是什么？这需要每一个肿瘤内科医生来思索和回答。

一、营造温馨诊疗环境

清洁、舒适、温馨和私密性良好的诊疗环境是肿瘤内科的硬件基础。不仅环境一流，还要功能实施齐全，在普通病房的基础上，需配置层流病房、康复病房、日间病房等。衡量环境是否温馨的标准是患者没有进入医院的感觉，而是如同回家或入住一流宾馆。

二、组织多学科团队

英国伦敦皇家马斯登医院创建于 1851 年，是世界上最早建立的肿瘤专科医院，在国际上享有盛名。该院以多专业构成的系统科室为工作模式。肿瘤内科医生根据肿瘤类型组织具备资质的相关专业专家就某一病例进行讨论，这个团队的核心成员由外科医生、肿瘤医生、放射医生、病理学家和临床护理专家组成。肿瘤的 MDT 可提高诊断准确率、优化治疗方案、改善生存率和增加患者满意度。MDT 工作模式体现出系统评估、整体设计、全程随访和适时调整的理念。由肿瘤内科组织多学科团队，是因为肿瘤内科医生能够更好地把握肿瘤治疗的循证、标准和个体化原则。

三、实施个体化治疗

多学科团队为每位患者制订具体的治疗计划，因为世上没有两个人是完全相同的，同样也没有完全相同的两种癌症。分子生物学的进步，找到了不少肿瘤相关的"靶"分子，针对这些分子出现了应用单克隆抗体或其他抑制剂的"分子靶向治疗"，其中针对酪氨酸激酶的抑制剂是重要方面。通过对不同患者肿瘤的相关基因进行检测，人们期望已久的个体化治疗已日益临近。

肿瘤基因组表达谱图分析可发现肿瘤细胞中成千上万个基因的 mRNA 表达差异，这可用于分子分型和判断预后，也可预测肿瘤治疗的敏感或耐受，从而实施个体化治疗。

四、坚持先进服务理念

肿瘤内科提供的服务除化疗外，还包括各种姑息治疗、心理咨询服务以及临终关怀。不仅如此，对患者的服务不只限于住院期间，而是延伸到出院以后，为患者安排详细的后续计划和随访计划。这要求建立高质量、完善的患者随访资料库。先进的服务理念体现在将肿瘤患者按照健康人的标准实施需求，包括安全、情感、尊重需求，甚至能提供自我价值实现的环境和服务。

五、重视新药临床试验

临床试验研究可能是联系基础和临床的桥梁。在临床与基础研究之间存在一个"死亡之谷"，形象地指出医学临床与基础研究严重脱节的现状。临床试验研究在转化研究的过程中发挥着至关重要的作用。研究证实，纳入临床试验的患者更能得到重视和关爱，也能更早从最新成果中受益。而临床试验的完成，又反过来推动新技术的开展，使更多患者受益。美国安德森癌症中心（MD Anderson Cancer Center）多数专职研究人员注重选择与临床密切相关的研究课题，不少临床医师也有浓厚的兴趣与较多的时间从事基础性或转化性研究，因而基础与临床在这里变得水乳交融，相得益彰。临床试验可以评估某一"标准"群体对治疗的受益情况，已经为肿瘤治疗提供了大量安全有效的化疗药物和靶向药物。未来的肿瘤个体化治疗需要系统生物学方法。系统生物学可鉴定肿瘤的驱动分子和生物标志，促进更小、更短和个体化临床试验的实施，增加有效治疗的成功率和临床应用。

六、追求优秀教学能力

理想的肿瘤内科模式，必须秉承"素质和思想"的理念，致力培养卓越的肿瘤学人才。以高校为依托，以临床为基础，探索独特的教学模式和研究领域。优秀的教学能力体现在教育理念、师资团队、教学内容和科研视野等方面，能够独具匠心、登峰望远。约翰·霍普金斯医院（Johns Hopkins Hospital）及 1883 年建立的医学院，在创建之初便采取了严格的入学标准，设置全面的强调科学方法的医学课程，将临床教学与实验室研究相结合。

七、拥有丰硕科研成果

科研视野要登峰望远。研究内容体现"知识服务于人类'，而研究结果则要促进人类文明的发展。这要求科研成果要有长远效益。梅奥诊所（Mayo clinic）注重原始创新，保持着多项世界第一。科研成果令人瞩目，仅仅消化科十年期间发表国际论文 2000 多篇，其中在 4 个权威期刊的论文数高达 454 篇。其特色之一就是打造精英团队，培育世界大师。在世界临床与转移医学研究领域中，约翰·霍普金斯医院以其杰出的成绩得到世人的广泛认可。其医学成果丰富，如发现 DNA 限制性内切酶；创立了"基因学说"。

八、培育卓越科学巨匠

一个优秀的学科必须有大师的支撑，并能继续培育出大师。这犹如沙漠中长不出大树，而大树往往是成林的。顶尖癌症中心的研究成就取得除了离不开他们拥有先进的研究平台和完善的共享体系，最重要的是他们创新的科学前沿思路。卓越的肿瘤内科要有开创性的人物，产生本专业的领跑者和科学巨匠。大卫·坎宁尔教授领导完成的 MAGIC 研究已成为广泛引用的经典。耶鲁大学涌现出了众多世界顶尖科学家，如"肿瘤治疗学先驱"。

亚里士多德说过：卓越不是一种成就，而是一种习惯。肿瘤内科的发展理念就是追求卓越。当一个学科的发展成为一种习惯，其卓越将是必然。营造温馨诊疗环境、组织多学科团队、实施个体化治疗、坚持先进服务理念和重视新药临床试验是发展内容，而追求优秀教学能力、拥有丰硕科研成果和培育卓越科学巨匠则是发展结果，这一切将成为肿瘤内科的理想模式。

参考文献

［1］张百红，岳红云，王湘辉．揭开肿瘤发生与发展之谜［M］．北京：人民卫生出版社，2009：5.

［2］Baihong Zhang, Hongyun Yue. Thoughts about the origin of cancer［J］. Chinese-German of Clinical Oncology, 2012, 11（10）: 572-574.

［3］张百红，岳红云．肿瘤起源探讨［J］．西北国防医学杂志，2012，33（3）：259-261.

［4］张百红，岳红云．肿瘤多细胞起源研究进展［J］．解放军医药杂志，2013，25（8）：36-38.

［5］张百红，岳红云．缺氧导致肿瘤发生的机制［J］．国际肿瘤学杂志，2012，39（2）：108-110.

［6］张百红，岳红云．炎症与肿瘤发生［J］．国际肿瘤学杂志，2010，37（10）：737-739.

［7］张百红，岳红云．肿瘤微环境中的起始细胞［J］．现代肿瘤医学，2011，19（6）：1245-1246.

［8］张百红，岳红云．肿瘤微环境与肿瘤［J］．国际肿瘤学杂志，2013，40（8）：582-584.

［9］张百红，岳红云．线粒体在肿瘤发生中的作用［J］．国际肿瘤学杂志，2013，40（7）：486-488.

［10］张百红，岳红云．端粒、细胞周期和细胞复制［J］．现代肿瘤医学，2013，21（6）：1396-1398.

［11］张百红，岳红云．肿瘤生长的动力［J］．现代肿瘤医学，2013，21（5）：1134-1136.

［12］张百红，岳红云．肿瘤的未来［J］．现代肿瘤医学，2013，21（8）：1891-1893.

［13］张百红，岳红云．肿瘤的系统生物学观点［J］．中国肿瘤临床，2012，39（16）：1233-1235.

［14］张百红，岳红云．肿瘤社会属性探究［J］．医学争鸣，2012，3（6）：16-17.

［15］张百红，岳红云．肿瘤为什么存在？［J］．医学争鸣，2013，4（4）：17-19.

［16］张百红，岳红云．告知肿瘤患者真实病情的技巧［J］．肿瘤，2010，30（10）：897-898.

［17］张百红，岳红云．系统生物学指导下的抗肿瘤药物临床试验［J］．肿瘤，2013，33（7）：645-647.

［18］张百红，王湘辉．肿瘤干细胞的来源及调控［J］．临床肿瘤学杂志，2007，12（6）：

472-474.

[19] 张百红，岳红云. 上皮间质转化与肿瘤干细胞 [J]. 现代肿瘤医学，2011，19（9）：1888-1890.

[20] 张百红，岳红云. 肿瘤多学科综合治疗模式 [J]. 西北国防医学杂志，2012，33（2）：156-158.

[21] 张百红，岳红云. 肿瘤分子靶向治疗疗效预测因子的研究进展 [J]. 现代肿瘤医学，2013，21（2）：444-446.

[22] 张百红，岳红云. 酸性鞘磷脂酶对肿瘤生长的影响及其应用价值 [J]. 肿瘤，2012，32（7）：564-566.

[23] 张百红，岳红云. 肿瘤的生长信号 [J]. 现代肿瘤医学，2014，22（1）：220-222.

致谢

  本书是我在极其困难的情况下完成的。当我坐在家中的书桌旁——让我心灵平静的地方，望着对面静静流淌的黄河水，觉得又为人类文明增添了一滴水而思绪万千。感谢所有理解和帮助我的人，他们是我不断前进的动力。感谢本书中已发表论文的编辑们，是他们欣赏的目光给了我编写此书的信心。特别感谢兰州军区总医院尹强院长，他的激励和赞许才使本书最终著述达成。感谢世界，世界是如此美好，让人留恋。

张百红

2014 年 1 月 22 日

附:细胞纠缠:肿瘤起源的新假说

张百红　　岳红云

肿瘤细胞之间可能通过细胞纠缠（cell entanglement）相互影响。我们推测，肿瘤遗传特质中包含有两个或多个相互纠缠的细胞，即一个细胞状态变化，生物系统中有相同来源或遗传特质的另一细胞即刻发生相应的状态变化。如果能够检测到肿瘤细胞纠缠的现象，那无疑是肿瘤研究中革命性的突破。

70年前，物理学家 Erwin Schrodinger 提出生命科学也需要量子理论来研究。虽然量子纠缠（quantum entanglement）现象在物理学中早已证明，但在生物界中是否存在却不得而知。今天，随着科学技术进步，肿瘤学家开始重新思考量子纠缠在生物学中的价值。我们提出细胞纠缠可能在肿瘤的发生中起着关键作用，这一假说与原有的肿瘤起源经典理论不一致。

肿瘤细胞之间可能通过细胞纠缠相互影响。我们推测，肿瘤遗传特质中包含有两个或多个相互纠缠的细胞，即一个细胞状态变化，生物系统中有相同来源或遗传特质的另一细胞即刻发生相应的状态变化。细胞纠缠的概念包含三个要素：①一个细胞状态能够影响另一个细胞状态；②纠缠细胞可能是生物系统中有相同来源或遗传特质的细胞；③纠缠细胞通过未知的信号相互影响（附图1）。肿瘤的发生是细胞纠缠的结果。纠缠细胞可能来源于胚胎细胞并随后形成肿瘤细胞。Schwitalla 等研究发现，肿瘤可能最早来源于具有类干细胞特征的细胞。多潜能干细胞能够形成肿瘤，而且即使在分化后仍能产生肿瘤表型。细胞纠缠可能决定了干细胞向肿瘤的转化。

多细胞器官来源于一个单细胞，而细胞的高度相关性是维持多细胞存在的前提。新近发现，一组细胞移动通过细胞接触显示相同的细胞行为并依赖相同的信号传导通路，就像单个细胞一样。这种接触依赖于 E-钙黏素、Wnt-

PCP 通路和 Rac1。进一步研究发现，小 GTP 酶 Rab11 可以控制一组细胞的 Rac 水平，导致黏附的多细胞移动结构中单细胞的有序组织。如果没有细胞间的交流，细胞纠缠将不可能存在。

细胞纠缠的概念在实践中很难证明。Tamulis 发现了由两个原细胞（protocell）组成的系统中量子纠缠现象。一个原细胞发生量子纠缠光合转换时，邻近的细胞也出现光合转换。多细胞中量子纠缠现象的存在提示可能有细胞纠缠。Hameroff 认为正常镜像样的有丝分裂通过由微管为基础的中心粒和有丝分裂纺锤体中的量子纠缠和量子黏附来组织。量子黏附和（或）量子纠缠损伤可能引起染色体分配异常、异常分化和失控复制。这最终形成肿瘤（附图 2）。细胞纠缠可能是肿瘤细胞之间最直接的对话。Roukos 等建立了观察活细胞群相互靠近的分子影像技术。如果能够检测到肿瘤细胞纠缠的现象，那无疑是肿瘤研究中革命性的突破。

70 年后我们重新思考细胞纠缠在肿瘤起源中的作用。随着实验科学和信息技术的进步，我们相信细胞纠缠的假说最终将被证明，而这将彻底改变我们对肿瘤的思考。

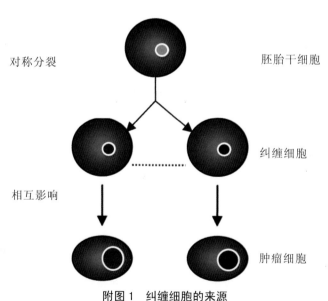

附图 1　纠缠细胞的来源

纠缠细胞可能来源于生物系统中有相同来源或遗传特质的细胞

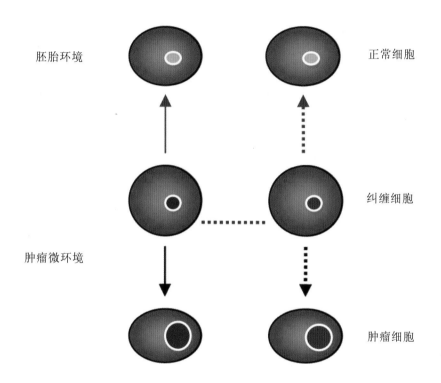

附图 2　细胞纠缠假说的简单模式

一个细胞状态变化，生物系统中有相同来源或遗传特质的另一细胞即刻发生相应的状态变化

189

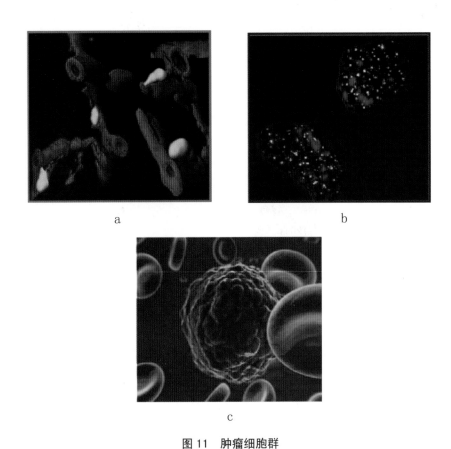

图 11　肿瘤细胞群

a：肿瘤细胞中端粒（绿色）和损伤反应蛋白（红色）；b：血管中漂浮的肿瘤
干细胞（绿色）；c：血流中的一个循环肿瘤细胞